Manuale psychischer Störungen bei Kindern und Jugendlichen

Klaus Schmeck

Susanne Schlüter-Müller

Persönlichkeitsstörungen im Jugendalter

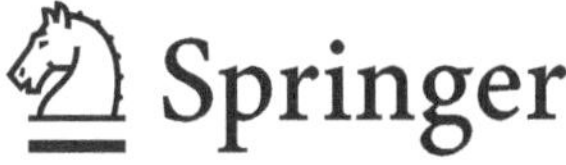
Springer

Prof. Dr. med. Dipl.-Psych. Klaus Schmeck
Kinder- und Jugendpsychiatrische Klinik
Universitäre Psychiatrische Kliniken Basel
Schaffhauserrheinweg 55
4058 Basel, Schweiz
klaus.schmeck@upkbs.ch

Dr. med. Susanne Schlüter-Müller
Kinder- und Jugendpsychiaterin
Leipziger Str. 4
60487 Frankfurt/Main, Deutschland
schluetermueller@yahoo.de

ISBN 978-3-540-20933-1 Springer Medizin Verlag Heidelberg

Bibliografische Information der Deutschen Nationalbibliothek
Die Deutsche Nationalbibliothek verzeichnet diese Publikation in der Deutschen Nationalbibliografie;
detaillierte bibliografische Daten sind im Internet über http://dnb.d-nb.de abrufbar.

Springer Medizin Verlag
springer.de
© Springer Medizin Verlag Heidelberg 2009

Die Wiedergabe von Gebrauchsnamen, Handelsnamen, Warenbezeichnungen usw. in diesem Werk berechtigt auch ohne besondere Kennzeichnung nicht zu der Annahme, dass solche Namen im Sinne der Warenzeichen- und Markenschutz-Gesetzgebung als frei zu betrachten wären und daher von jedermann benutzt werden dürften.

Produkthaftung: Für Angaben über Dosierungsanweisungen und Applikationsformen kann vom Verlag keine Gewähr übernommen werden. Derartige Angaben müssen vom jeweiligen Anwender im Einzelfall anhand anderer Literaturstellen auf ihre Richtigkeit überprüft werden.

Planung: Renate Scheddin
Projektmanagement: Renate Schulz
Lektorat: Dr. Astrid Horlacher, Dielheim
Design: deblik Berlin
Titelbild: Malte Brenneisen, photacase.com
SPIN 10980989

Satz: Zerosoft, Timisoara, Romania
Druck: Stürtz GmbH, Würzburg

Gedruckt auf säurefreiem Papier   2126 – 5 4 3 2 1 0

Vorwort

Ein Buch über Persönlichkeitsstörungen aus kinder- und jugendpsychiatrischer Perspektive zu schreiben war aus unserer Sicht dringend geboten, denn es gibt im Gegensatz zu anderen Störungsbildern in diesem Bereich nur wenige grundlegende Arbeiten, auf die zurückgegriffen werden kann.

Beim Krankheitsbild einer Persönlichkeitsstörung im Jugendalter, und erst recht im Kindesalter, handelt es sich um eine umstrittene Diagnose, die gegenwärtig noch keine ausreichende Akzeptanz gefunden hat, sondern sogar viele Vorbehalte oder Ablehnung hervorruft. Dieses Buch wurde mit der Absicht geschrieben, eine rationale Grundlage für zukünftige Diskussionen zu liefern. Denn Kinder- und Jugendpsychiater und Psychotherapeuten, Psychologen und (Sozial-) Pädagogen werden nicht umhin kommen, sich mit diesem Störungsbild auseinanderzusetzen, das mit seiner hohen Prävalenz im Erwachsenenalter und den damit verbundenen hohen Gesundheitskosten eine zunehmend große gesellschaftliche Bedeutung bekommen hat, und von dem wir wissen, dass seine Wurzeln in Kindheit und Jugend liegen.

Die Beschäftigung mit Persönlichkeitsstörungen, und zwar in allen Lebensabschnitten, wird noch weiter dadurch erschwert, dass es sich dabei um eine Gruppe sehr heterogener Störungsbilder handelt und dass die Klassifikation von Persönlichkeitsstörungen gegenwärtig im Umbruch ist. Es ist schon abzusehen, dass beide zentralen Klassifikationssysteme, also sowohl DSM als auch ICD, in ihren nächsten Revisionen gerade bei der Klassifikation von Persönlichkeitsstörungen starken Veränderungen hin zu einem mehrdimensional geprägten Verständnis des Störungsbildes unterliegen werden. Behindernd für die Weiterentwicklung des Konzepts ist auch die starke Konzentration auf Borderline-Persönlichkeitsstörungen, die leider gar nicht so selten mit dem gesamten Störungsbild der Persönlichkeitsstörungen gleich gesetzt werden, obwohl sie nur einen Teilbereich ausmachen. Die starke Fokussierung auf Borderline-Persönlichkeitsstörungen bildet zwar die aktuelle Ausrichtung der Forschung ab, da die überwiegende Zahl von wissenschaftlichen Untersuchungen zu Borderline-Persönlichkeitsstörungen durchgeführt wurde, diese einseitige Ausrichtung ist aber von der Prävalenz her nicht gerechtfertigt. Von daher möchten wir mit diesem Buch auch einen Beitrag dazu leisten, den Blick zu weiten und die Wahrnehmung dafür zu schärfen, dass auch andere Formen von Persönlichkeitsstörungen von hoher (nicht nur klinischer) Bedeutung sind.

Da es zu der Frage von Persönlichkeitsstörungen in der Kindheit fast keine empirischen Untersuchungen gibt, haben wir uns auf das Jugendalter konzentriert, wobei aber auch in diesem Lebensalter aufgrund der sehr beschränkten Datenlage die empirische Evidenz zum größten Teil aus dem Erwachsenenbereich extrapoliert werden musste.

Wie bei anderen psychiatrischen Störungsbildern halten wir einseitige ätiologische Begründungen für ebenso obsolet wie das Propagieren von unimodalen therapeutischen Konzepten. Erfreulicherweise zeichnet sich als deutlicher Trend ab, dass sich gerade bei der Behandlung von Persönlichkeitsstörungen, die verschiedenen therapeutischen Richtungen sehr aufeinander zu bewegen und integrative Ansätze immer mehr an Bedeutung gewinnen.

Wir möchten uns an dieser Stelle bei den Herausgebern dieser Manualreihe, H. Remschmidt und M. H. Schmidt, sehr bedanken, dass sie das Thema Persönlichkeitsstörungen in die Reihe der für das Kindes- und Jugendalter bedeutsamen Störungsbilder aufgenommen haben.

Bei unserer Auseinandersetzung mit Persönlichkeitsstörungen im Jugendalter war die Begegnung mit Paulina Kernberg eine sehr stimulierende Erfahrung, als sie uns im Rahmen ihrer Gastprofessur an der Universität Ulm ihre langjährige Erfahrung zu Persönlichkeitsstörungen im Jugendalter weitergab. Bei ihrem letzten Symposium an der Cornell University New York, kurz vor ihrem Tod im April 2006, an dem sie selbst aus Krankheitsgründen schon nicht mehr teilnehmen konnte, war es ihr ein Anliegen, den Blickwinkel auch auf das Leid der Angehörigen von Jugendlichen mit Persönlichkeitsstörungen zu lenken, in dem sie der Mutter einer Jugendlichen mit schwerer Borderline-Persönlichkeitsstörung, die im Verlauf ihrer Erkrankung Suizid begangen hatte, die Möglichkeit zu einem viel beachteten und tief bewegenden Vortrag gab. Diese Suche nach einem tieferen Verständnis und die Vermeidung von voreiligen Schuldzuweisungen entsprach Paulina Kernbergs so überaus interessierter, freundlicher und wohlwollender Art. Nach ihrem Tod wurde ihre Arbeit von Pamela Foelsch fortgesetzt, die uns in einem Workshop in Basel die Weiterentwicklung der Konzepte näher brachte.

Für die anregenden Diskussionen im Verlauf einer ganzen Reihe von Symposien und Workshops zu diesem Thema möchten wir uns auch bei allen unseren Kolleginnen und Kollegen aus unterschiedlichen therapeutischen Richtungen bedanken, die sich wie wir für dieses Thema interessieren. Ein weiterer Dank gilt Frau Petra Soro, Frau Jolanda Amrein, Frau Katrin Wüthrich und Frau Vesna Kling für die sorgfältige Erstellung von Teilen des Manuskripts sowie Frau Cornelia Eulig für die Zusammenstellung des Anhangs. Ein spezieller Dank gilt Herrn Marc Schmid für seine vielfältige Unterstützung und seine hilfreichen Kommentare, in denen seine Leidenschaft für das Thema, sein breites fachliches Wissen und sein Bemühen um einen integrativen therapeutischen Ansatz immer wieder deutlich wurden.

Dieses Buch konnte nur geschrieben werden, da uns – neben der wissenschaftlichen Auseinandersetzung – durch vielfältige therapeutische Kontakte mit jugendlichen Patienten und ihren Familien eine Einsicht in das Wesen und die Möglichkeiten der Behandlung von Persönlichkeitsstörungen in diesem Altersbereich gegeben wurde, wofür wir sehr dankbar sind.

Basel und Frankfurt, im Herbst 2008
Klaus Schmeck, Susanne Schlüter-Müller

Inhaltsverzeichnis

Ein Blick zurück: Zur Geschichte der Störung

Um den Bedeutungsgehalt des Konzepts der Persönlichkeitsstörung verstehen zu können, ist es notwendig, sich die Entwicklung dieses Begriffs und der damit verwandten Konstrukte Temperament, Charakter, Persönlichkeit oder Psychopathie zu vergegenwärtigen.

1.1 Temperament

Temperamentskonzepte zählen zu den ältesten Vorstellungen von der Individualität des Menschen. Schon ca. 1500 v. Chr. entwickelten die Babylonier eine astrologisch geprägte Theorie, nach der die vier kosmischen Elemente Luft (warm und feucht), Erde (kalt und trocken), Feuer (warm und trocken) und Wasser (kalt und feucht) mit individuellen Eigenschaften von Menschen in Zusammenhang stehen sollten (Allport 1970). In der griechischen Hochkultur wurden diese Vorstellungen von Empedokles (490 v. Chr.) übernommen und von Hippokrates (460 v. Chr.) weiter ausgebaut. Hippokrates ging davon aus, dass sich das, was in der Natur als Ganzes bestehe, auch in jedem einzelnen Individuum wieder finden lassen müsse. Den vier Elementen der Natur entsprachen nach dieser Lehre vier Körpersäfte, die in einem bestimmten Mischungsverhältnis miteinander stehen. Temperament in seinem ursprünglichen Sinn (temperare = stimmen, abstimmen) bedeutet demnach „Mischungsverhältnis": Das Temperament eines Menschen bestimmte sich danach, welcher der Körpersäfte in der Mischung besonders reichlich vorkommt.

Von Galenus (129–201 n. Chr.), dem Gelehrten und Leibarzt des römischen Kaisers Marc Aurel, wurden die Vorstellungen von Hippokrates weiter ausgebaut. Er postulierte wie sein griechisches Vorbild vier den kosmischen Elementen entsprechende Körpersäfte, denen vier Temperamentstypen mit charakteristischen Eigenschaften zugeordnet wurden: Sanguiniker (Blut), Choleri-

ker (gelbe Galle), Melancholiker (schwarze Galle) und Phlegmatiker (Phlegma oder Schleim). Die Gesundheit eines Menschen war nach dieser Theorie charakterisiert durch ein ausgewogenes Verhältnis der Körpersäfte. Durch die genaue Beobachtung der Persönlichkeit konnte der Arzt Hinweise erlangen über die Ursachen der Erkrankung eines Patienten. Livesley (2001a) sieht den spezifischen Beitrag des Temperamentsbegriffs bei der Entwicklung unserer heutigen Konzeptualisierung von Persönlichkeitsstörungen darin, dass durch dieses Konzept eine Vorstellung etabliert worden sei, nach der Persönlichkeitsstrukturen eine biologische Basis haben. Außerdem hätten die Temperamentstypen zu der Entwicklung von kategorialen Diagnoseschemata beigetragen.

1.2 Charakter

Das Wort „Charakter" stammt vom griechischen „charássein" ab und bedeutete ursprünglich „Prägung" oder „Kerbung" (Arnold et al. 1988; Karenberg 2006). Eine umfassende Definition des Charakterbegriffs gibt Peters (1980):

> Das Gesamtgefüge aller im Laufe des Lebens gleich bleibenden Grundzüge von Haltungen, Einstellungen, Strebungen, Gesinnungen und Handlungsweisen, die das Besondere eines Individuums grundlegend bestimmen. Im Charakterbegriff werden vor allem strukturelle Zusammenhänge dauerhafter Eigenschaftsrelationen, individuelle Einmaligkeit und die Werthaltungen des Eigenschaftsträgers (und seiner Umgebung) zum Ausdruck gebracht (Peters 1980, S. 90).

Das Konzept des Charakters als grundlegendem Teil der Persönlichkeit wurde vor allem in Deutschland im 19. und frühen 20. Jahrhundert begründet und ist eng verknüpft mit den Namen Weininger, Klages und Kretschmer. 1936 wurde die Zeitschrift für *angewandte Psychologie und Charakterkunde* gegründet (Karenberg 2006). In der angelsächsischen Tradition konnte das Charakterkonzept nie in einem vergleichbaren Ausmaß Bedeutung erlangen. So war es nur folgerichtig, dass mit der zunehmenden „Anglisierung" der Forschung nach dem 2. Weltkrieg die Bedeutung des Charakterbegriffs weitgehend abnahm und es demgegenüber zu einer deutlichen Aufwertung des Persönlichkeitskonzepts kam. Weiterhin hat zu dieser Verschiebung beigetragen, dass es sich bei dem Begriff „Charakter" nicht nur um ein wertneutrales psychologisches Konstrukt, sondern auch um einen philosophischen und juristischen Begriff handelte, bei dem der sittliche Kern der Persönlichkeit im Vordergrund stand, womit häufig auch eine Wertung im Sinne von „gutem" vs. „schlechtem" Charakter verbunden war. So ist es vielleicht zu verstehen, dass z. B. sowohl im *Lehrbuch der empirischen Persönlichkeitsforschung* von Herrmann (1972) wie auch in den aktuelleren Lehrbüchern *Differentielle Psychologie und Persönlichkeitsforschung* von Amelang u. Bartussek (1997) und *Handbuch der Persönlichkeitspsychologie und Differentiellen Psychologie* von Weber u. Rammsayer (2005) das Stichwort „Charakter" nicht vorkommt.

Erst zum Ende des letzten Jahrhunderts hin wurde von Cloninger (1986) das Konzept des Charakters als bedeutsame Persönlichkeitskomponente wieder in die Persönlichkeitsforschung eingeführt. Er beschreibt mit dem Begriff „Charakter"

> Selbstkonzepte und individuelle Unterschiede in Zielen und Werten, die die Entscheidungsfreiheit, die Intentionen und die Bedeutung dessen, was im Leben erfahren wird, beeinflussen (Cloninger 1999, S. 1).

Diese Verwendung des Charakterbegriffs steht in der Tradition von Kant (1799) und Klages (1926), nach dem sich Charakterkunde im weite-

ren Sinn mit der Art und Weise beschäftigt, wie der Mensch seine Anlagen entfaltet, spezifiziert, kompensiert und auf sie reagiert.

1.3 Persönlichkeit

Der Begriff „Persönlichkeit" steht für ein extrem allgemeines Konstrukt, denn es

> stellt gleichsam die Summe der auf menschliches Erleben und Verhalten bezogenen Konstrukte, deren Wechselbeziehungen untereinander und Interaktionen mit organismischen, situativen und Außenvariablen dar (Amelang u. Bartussek 1997, S. 40).

Nach Herrmann (1972) handelt es sich bei dem Begriff „Persönlichkeit" um das „letzte" und allgemeinste Konstrukt der Persönlichkeitsforschung, das stark traditionsabhängig ist und worin sich immer auch philosophische und weltanschauliche Aspekte widerspiegeln.

Der Persönlichkeitsbegriff hat über die Jahrhunderte eine grundlegende Wandlung erfahren. Mit dem Begriff „persona" wurde ursprünglich von den Römern eine Theatermaske bezeichnet, die das „Typische" darstellt, hinter dem das „Individuelle" verschwindet. In den folgenden Jahrhunderten wurden im christlich-theologischen Sprachgebrauch mit „personae" getaufte Christen bezeichnet, und schließlich wurde der Begriff „personalitas" für den rational nicht voll erfassbaren, nicht zur messbaren Natur gehörigen Teil des Menschen verwendet (Herrmann 1972). Mit der Entwicklung der empirischen Psychologie im 19. Jahrhundert wurden erste Versuche unternommen, die individuellen Merkmale von Menschen, durch die sie sich von anderen unterscheiden, messbar zu machen. Im 20. Jahrhundert hatte sich dann der Persönlichkeitsbegriff als eines der zentralen Konstrukte der Psychologie etabliert, unter dem die stabile und überdauernde Organisation von Verhalten, Charakter, Temperament, kognitiven Fähigkeiten und körperlichen Merkmalen eines Menschen verstanden wird, durch die seine einzigartige Anpassung an die Umwelt ermöglicht wird (Eysenck 1970). Wesentlich ist (im Sinne der zentralen Annahme der Gestalttheorie), dass Persönlichkeit als Ganzes mehr ist als die Summe ihrer Teile, dass also zum Verständnis eines Menschen seine Persönlichkeitsstruktur als individuelle Organisation und Aufeinanderbezogenheit der einzelnen Elemente von entscheidender Bedeutung ist. Auch Rutter (1989) weist darauf hin, dass das Konstrukt Persönlichkeit umfassender ist als die vom Temperament geprägten Verhaltensstile, da es Vorstellungen über uns selbst, unsere Beziehungen zu anderen Menschen und unsere Interaktionen mit der Umwelt beinhaltet. Diese Vorstellungen konstituieren das Selbstsystem, das Qualitäten wie Selbstachtung, Selbstwirksamkeit („self-efficacy") und soziale Problemlösefähigkeiten enthält.

1.4 Persönlichkeitsstörungen

Im 18. Jahrhundert kam angesichts der zunehmenden Überfüllung der Zuchthäuser die Frage auf, wie man mit denjenigen Personen umgehen solle, die mit ihren Straftaten zwar sozial abweichendes Verhalten zeigten, bei denen jedoch unklar war, ob man sie für ihr kriminelles Verhalten bestrafen könne, da sie weder eindeutig den Kriminellen noch den Geisteskranken zuzuordnen waren (Fiedler 2007). Da sie offenbar nicht im engeren Sinne geistesgestört waren, kam eine Unterbringung in einem der neu entstandenen „Irrenhäuser" nicht in Frage. Der französische Psychiater Pinel war zu Beginn des 19. Jahrhunderts einer der Ersten, der sich der wissenschaftlichen Betrachtung solcher abnormer Persönlichkeiten zuwandte. Er entwickelte das Konzept der „manie sans délire", das er als Beeinträch-

tigung affektiver Funktionen bei ungestörten Verstandeskräften charakterisierte, womit er den Grundstein für die Beschreibung und Klassifikation psychiatrischer Störungen legte (Fiedler 2007). Bahnbrechend war dabei ebenfalls Pinels Annahme, dass die Entwicklung solcher abnormer Persönlichkeiten auf den gemeinsamen Einfluss von genetisch bedingter Disposition und Umweltbedingungen (Erziehungsmängel) zurückzuführen sei.

Im weiteren Verlauf des 19. Jahrhunderts wurde von dem englischen Arzt Prichard der Begriff „moral insanity" eingeführt, mit dem er eine krankhafte Verkehrung von Affekten, Neigungen, Gewohnheiten oder moralischen Werthaltungen kennzeichnete, wenn solche Veränderungen ohne Hinweise auf Geisteskrankheiten oder Intelligenzdefekte auftraten. Auch Stimmungsschwankungen, die ohne die für die damalige Zeit als kennzeichnend für eine Geisteskrankheit im eigentlichen Sinne angesehenen wahnhaften Störungen auftraten, wurden von ihm unter diesen Begriff gefasst. Somit war Prichard einer der Ersten, der eine Unterscheidung zwischen Störungen der Persönlichkeit und Geisteskrankheiten im engeren Sinne vornahm (Livesley 2001a). Diese Differenzierung wurde von dem deutschen Arzt Koch zum Ende des 19. Jahrhunderts weiter geführt, der als Alternative zu dem von Prichard geprägten Begriff der „moral insanity" das Konzept der „Psychopathie" einführte und bei den „psychopathischen Minderwertigkeiten" ähnlich wie in der von Pinel geprägten französischen Tradition des 19. Jahrhunderts von einer „Degeneration" ausging (Koch 1891), welche von den echten Geisteskrankheiten abzugrenzen sei.

Diese sog. „angeborenen, andauernden psychopathischen Minderwertigkeiten" wurden von Koch in drei Formen eingeteilt:
- angeborene psychopathische Dispositionen,
- angeborene psychische Belastungen,
- psychopathische Degeneration.

Wie zu damaligen Zeiten nicht ungewöhnlich wurde von Koch eine eher abwertende Sprache gewählt, mit der er „Psychopathie" als einen anlagebedingten Zustand beschrieb, bei dem ein Entwicklungsaspekt weitgehend fehlte.

Sowohl Kraepelin als auch Kretschmer gingen im Gegensatz dazu davon aus, dass Störungen der Persönlichkeit nicht eindeutig von Geisteskrankheiten wie Psychosen abzugrenzen seien und es sich eher um ein Kontinuum mit unterschiedlichem Schweregrad handele. Kraepelin revidierte diese Ansicht später zumindest teilweise, als er in der 8. Auflage seines Lehrbuchs der Psychiatrie (Kraepelin 1915) 7 Typen von psychopathischen Persönlichkeiten einführte: „Erregbare", „Haltlose", „Triebmenschen", „Verschrobene", „Lügner und Schwindler", „Gesellschaftsfeinde" und „Streitsüchtige". Gemeinsam sollte diesen Persönlichkeitstypen sein, dass sie mit ihrem Verhalten anderen Menschen Schaden zufügen, ohne selbst darunter zu leiden.

Jaspers widmete sich in seiner „Allgemeinen Psychopathologie" ebenfalls dem Thema Persönlichkeitsstörungen. Dabei traf er eine Unterscheidung zwischen „abnormen Persönlichkeiten" und im eigentlichen Sinn „kranken Persönlichkeiten", die als Folge von Psychosen, Epilepsien oder der Huntington-Chorea auftreten sollten. Als „abnorme Persönlichkeiten" beschrieb er neben Prichards „moral insanity" abnorm erregte, abnorm willensschwache oder phlegmatische, heitere und depressive Persönlichkeiten (Jaspers 1913).

In seinem Überblick über „Die »Psychopathie« in der Kinder- und Jugendpsychiatrie" beschreibt Remschmidt (1978), dass der Psychopathiebegriff im Laufe der Zeit extrem unterschiedlich verwendet wurde. So lassen sich 24 verschiedene Einteilungen mit insgesamt über 50 verschiedenen Typen nach seiner Einschätzung auf 10-15 Kerngruppen reduzieren, die sich in systematische und unsystematische Ansätze unterscheiden lassen. Gruhle (1922,

zit. nach Remschmidt 1978) verfasste z. B. eine systematische Typenlehre mit 7 Grundeigenschaften (Aktivität, Grundstimmung, Affektansprechbarkeit, Willenssphäre, Eigenbeziehung, Umweltverarbeitung, Selbstgefühl), durch die psychopathische Persönlichkeiten charakterisiert werden könnten.

Remschmidt (1978) beschreibt weiter, welch bahnbrechenden Einfluss Aichhorn (1925) auf die Entwicklung von therapeutischen Konzepten für die Behandlung von Jugendlichen mit psychopathischen Persönlichkeitsmerkmalen ausgeübt hat, die nach seiner Einschätzung unzureichende Funktion des Über-Ich aufweisen, sodass introjizierte Verbote nur eine geringe oder keine handlungssteuernde Wirkung haben. Weiterhin besteht bei ihnen nach Aichhorn eine Schwäche des Ichs, welche mit einer Tendenz zur raschen Bedürfnisbefriedigung und einer Unfähigkeit zum Ertragen von Spannungen einhergeht. Aichhorn sah dies als eine Art Reifungsverzögerung an, die mit geringer Ausdauer, Impulsivität und mangelnder Fähigkeit zur Hemmung von Affekten oder zum Eingehen von dauerhaften Beziehungen verbunden ist. Aichhorn war einer der Ersten, der mit seinem Konzept der korrigierenden emotionalen Erfahrungen versuchte, diese Reifungsverzögerungen zu behandeln (Pfäfflin 2004).

❗ Das 1923 erschienene Werk *Die psychopathischen Persönlichkeiten* des deutschen Psychiaters Schneider kann als ein Meilenstein in der Entwicklung des Persönlichkeitsstörungskonzepts angesehen werden. Schneider traf eine Unterscheidung zwischen „abnormen" und „gestörten" Persönlichkeiten. Als abnorm bezeichnete er eine Persönlichkeit, die zwar vom Durchschnitt beträchtlich abweicht, aber gleichzeitig als Teil eines Kontinuums von Persönlichkeitsausprägungen zu sehen ist, ohne dass dies Krankheitswert haben muss (eine vergleichbare Diskussion ist aktuell von Fiedler

(2000) wieder angestoßen worden mit seiner Unterscheidung von Persönlichkeitsstil und Persönlichkeitsstörung). Gestört oder „psychopathisch" seien nur diejenigen abnormen Persönlichkeiten, „die unter ihrer Abnormität leiden oder unter deren Abnormität die Gesellschaft leidet" (Schneider 1950, S. 3), womit er bedeutsame Teile der aktuellen Definitionen der ICD-10- oder DSM-IV-Klassifizierungen vorwegnahm. Sehr aktuell erscheint ebenfalls sein Hinweis, dass die von ihm beschriebenen Persönlichkeitstypen nicht als diskrete diagnostische Kategorien aufzufassen seien, sondern dass sein Ansatz multidimensional zu verstehen sei.

Schneider beschrieb 10 unterschiedliche psychopathische Persönlichkeitstypen: hyperthymisch, depressiv, selbstunsicher (sensitiv und anankastisch), fanatisch, geltungsbedürftig, stimmungslabil, explosibel, gemütlos, willenlos, asthenisch. Im Gegensatz zu den früheren Konzeptionen von Psychopathie und Persönlichkeitsstörung bemühte sich Schneider um eine sachliche und nicht abwertende Sprache, was jedoch nicht immer ausreichend wahrgenommen wurde.

Damit war der „Psychopathie"-Begriff deutlich abgegrenzt von der Bedeutung, die sich im angloamerikanischen Sprachraum unter dem Konzept der „psychopathy" herausbildete. 1941 hatte Cleckley in seinem Werk The Mask of Sanity einen von Schneider weit abweichenden Begriff von „psychopathy" veröffentlicht, bei dem er eine Vermischung von Persönlichkeitsabweichung und gesellschaftlicher Wertung vornahm. In neuerer Zeit ist das „Psychopathy"-Konzept von Hare (1980) vor allem im Zusammenhang mit antisozialen Persönlichkeitsstörungen weiter ausgeführt worden. Dieses Konzept beschreibt zwei grundlegende Störungsdimensionen: Zum einen charakteristische Persönlichkeitszüge auf der interpersonellen Ebene (oberflächlicher Charme, keine dauerhaften Beziehungen, keine Empathie) und der emotionalen Ebene (keine Schuldgefühle, keine Angst, oberflächliche Emotionen); zum anderen einen charakteristischen Lebensstil, der durch Instabilität (mehrfache Ehen, wechselnde Arbeitsplätze) und antisoziale Verhaltensweisen (wiederholte Verhaftungen, Aggressionen) gekennzeichnet ist.

1.5 Psychoanalytische Persönlichkeitsstörungskonzepte

In der psychoanalytischen Terminologie wurden Persönlichkeitsstörungen zunächst unter dem Begriff der Charakterneurose oder Charakterpathologie gefasst (Freud 1931), die sich aufgrund des vorherrschenden Einflusses einer der drei psychischen Instanzen Es, Ich und Über-Ich (erotischer, narzisstischer und zwanghafter Charaktertyp) entwickeln sollten. Die Bedeutung psychosexueller Konflikte für die Charakterentwicklung wurde von Abraham hervorgehoben und von Reich weiter ausgeführt, nach dessen Vorstellung solche Konflikte zu fixierten Mustern führen, die er als Charakterpanzer bezeichnete.

Ein entscheidender und bis heute einflussreicher Beitrag zur Weiterentwicklung des Persönlichkeitsstörungskonzepts ging dann in den 70er-Jahren des 20. Jahrhunderts von O. Kernberg und Kohut aus. Kohut war der Begründer der Selbst-Psychologie und formulierte in seiner Narzissmus-Theorie den pathologischen Narzissmus als den Versuch einer kompensatorischen Bewältigung von Spannungen innerhalb des Selbst („grandioses Größenselbst"). Kernberg dagegen untersuchte die Bedeutung der Störungen früher Objektbeziehungen für die Entwicklung von Persönlichkeitsstörungen. Aus seiner Perspektive werden Persönlichkeitsstörungen als ein Ausdruck des Fortwirkens früher traumatischer Objektbeziehungen auf die Beziehungsgestaltung verstanden, bei der die aus diesen frühen Objektbeziehungen resultierenden affektiv diffusen oder konflikthaften Selbst- und Objektrepräsentanzen das aktuelle Beziehungsverhalten der Betroffenen weiterhin bestimmen. Kernberg (2000) sieht in der von ihm beschriebenen Borderline-Persönlichkeitsorganisation ein Grundmerkmal der meisten Persönlichkeitsstörungen. Charakteristisch für dieses Niveau der Persönlichkeitsentwicklung sind danach Identitätsdiffusion, unreife Abwehrmechanismen, Über-Ich-Pathologien in unterschiedlichem Ausmaß, Verzerrungen in den zwischenmenschlichen Beziehungen mit Beeinträchtigung des Sexuallebens, Unsicherheit und Richtungslosigkeit in vielen Lebensbereichen sowie mangelnde Ausprägung von Angsttoleranz und Impulskontrolle. Kernbergs Arbeiten haben vor allem auf die Konzeptualisierung der Borderline-Persönlichkeitsstörung in ihrer heutigen Form entscheidenden Einfluss gehabt.

1.6 Dimensionale Persönlichkeitsstörungskonzepte

In deutlicher Abgrenzung von den psychoanalytischen Konzepten wurden dimensionale Konzeptualisierungen von Persönlichkeitsstörungen aus den Ergebnissen der empirischen Persönlichkeitsforschung abgeleitet. Gestützt auf die Vorarbeiten von Guilford und in Anlehnung an das Temperamentskonzept von Wundt (und wohl auch die Arbeiten von Jung, der die Begriffe Introversion und Extraversion geprägt hatte) entwickelte der vor den Nationalsozialisten nach England emigrierte deutsche Psychologe Eysenck sein Persönlichkeitsmodell mit den zwei grundlegenden bipolaren Faktoren „Extraversion vs. Introversion" (Wundt: Stärke der Gefühle) und „Emotionale Labilität vs. Emotionale Stabilität" (Wundt: Variabilität der Gefühle). Später fügte er seinem Modell noch den dritten Faktor „Psychotizismus" hinzu. Nach einigen Jahrzehnten

faktorenanalytischer Persönlichkeitsforschung mit immer wieder wechselnden Modellen setzten sich dann zu Beginn der 1990er-Jahre Persönlichkeitsmodelle durch, die fünf breite Faktoren höherer Ordnung als Grundlage jeder Art von Persönlichkeitsbeschreibung ansehen, welche mit dem Namen „Big Five" versehen wurden (Costa u. McCrae 1992). In diesen Modellen sind Eysencks Dimensionen „Extraversion" und „Neurotizismus" enthalten, als die weiteren drei grundlegenden Persönlichkeitsfaktoren wurden „Offenheit für Erfahrungenu, „Verträglichkeit" und „Gewissenhaftigkeit" identifiziert. Allen Big-Five-Modellen ist ein lexikalischer Ansatz gemeinsam, bei dem möglichst viele in der natürlichen Sprache vorkommende Eigenschaftsbegriffe zur Beschreibung von Menschen schrittweise statistischen Analysen unterzogen werden, um so zu übergeordneten Eigenschaftsbegriffen zu gelangen, aus denen die Grundfaktoren der Persönlichkeit abgeleitet werden. Widiger u. Costa (1994) haben eine Klassifikation von Persönlichkeitsstörungen auf der Grundlage des Big-Five-Modells vorgeschlagen, wonach sich der Beginn einer manifesten Persönlichkeitsstörung auf dem Kontinuum von Persönlichkeitsvarianten durch eine klinisch bedeutsame Beeinträchtigung (mangelnde Adaptation) bestimmen lassen soll.

Obwohl die Big-Five-Modelle seit einiger Zeit die Persönlichkeitsforschung dominieren, ist ein kritischer Blick darauf angebracht. Es handelt sich dabei um rein empirisch gewonnene und theoriefreie Konstrukte, die keinerlei Aussagen über zugrunde liegende biologische Prozesse machen. So wird von Cloninger et al. (1994) darauf hingewiesen, dass durch die streng empirisch angelegte Gewinnung dieser fünf Dimensionen aus den Ergebnissen von (exploratorischen) Faktorenanalysen nur phänotypische Strukturen erfasst werden können, die sich aus dem Zusammenwirken von genetischen und Umweltfaktoren gebildet haben. In Abgrenzung sowohl zu Eysenck als auch zum Big-Five-Modell entwickelte Cloninger (1986, 1987) auf der Grundlage der Theorien von Gray und Sjögren ein eigenständiges psychobiologisches Persönlichkeitsmodell, das normale Persönlichkeitsvarianten und psychiatrische Störungen vor dem Hintergrund neurobiologischer Theorien und Ergebnissen der Lerntheorie versucht zu integrieren. Nach seinen Vorstellungen entsprechen den basalen Temperamentsdimensionen neurobiologische Systeme, welche die drei grundlegenden Funktionen „Aktivierung", „Aufrechterhaltung" und „Hemmung" von Verhalten steuern und als automatische emotionale Reaktionen beim Erleben verstanden werden können. Demgegenüber sollen die Charakterdimensionen individuelle Unterschiede in Zielen und Werten sowie Selbstkonzepten widerspiegeln, die sich auf der Grundlage spezifischer Temperamentskonstellationen und unter dem Einfluss von soziokulturellen Faktoren in fortlaufenden Schritten im Lebensprozess entwickeln. Der Charakter eines Menschen beschreibt nach diesem Verständnis individuelle Unterschiede in der Verarbeitung, Organisation und Bewertung von Umweltreizen und kann als ein Maß für die Fähigkeit angesehen werden, sich einerseits in Übereinstimmung mit persönlichen Zielen und Werten zu verhalten, wie auch andererseits sich auf die jeweiligen Umweltanforderungen effizient einzustellen. Der Charakter kann somit als Gradmesser der individuellen Reife aufgefasst werden. Den beiden grundlegenden Persönlichkeitsmerkmalen „Temperament" und „Charakter" kommt im Modell von Cloninger eine unterschiedliche Bedeutung beim Verständnis von Persönlichkeitsstörungen zu. Spezifische Konstellationen von Temperamentsmerkmalen sollen als basale Verhaltensstile jeweils unterschiedlichen Typen von Persönlichkeitsstörungen zugeordnet sein. Der entscheidende Schritt von der extremen Temperamentskonstellation zu einer manifesten Persönlichkeitsstörung liegt in diesem Modell in der unzureichenden Entwicklung von Charakterstrukturen (Goth u. Schmeck 2008).

Worum es geht: Definition und Klassifikation

2.1 Konzeptuelle Fragen

2.1.1 Zur Stabilität von Persönlichkeitsmerkmalen im Entwicklungsverlauf

Die Genauigkeit der Erfassung der Stabilität von Persönlichkeitsmerkmalen in verschiedenen Lebensaltern wird durch 2 Probleme beeinträchtigt:

1. Problem. In verschiedenen Lebensaltern müssen unterschiedliche diagnostische Instrumente verwendet werden und die Beurteilerperspektive wechselt. Während bei Säuglingen und Kleinkindern vor allen Dingen Verhaltensbeobachtungen durchgeführt werden, wird die Persönlichkeit von Schulkindern primär durch ein Elternrating, also eine Fremdeinschätzung vorgenommen. Dem gegenüber werden Jugendlichen und Erwachsenen Persönlichkeitsfragebogen zur Selbsteinschätzung vorgelegt. Da aus der Erfassung von Psychopathologie bekannt ist, dass die Übereinstimmungen zwischen verschiedenen Beurteilern (also z. B. die Selbsteinschätzung von Jugendlichen mit dem „Youth Self-Report", YSR, im Vergleich zur Fremdeinschätzung dieser Jugendlichen durch ihre Eltern mit der „Child Behavior Checklist", CBCL) mit Korrelationen um r=0,30 sehr niedrig ausfallen, ist auch davon auszugehen, dass ein Wechsel in der Beurteilerperspektive beim Übergang vom Schulkind ins Jugendalter zu einer deutlichen Verminderung der Stabilitätskoeffizienten führt, auch wenn das Merkmal selbst tatsächlich eher stabil ausgeprägt sein kann.

2. Problem. Weiterhin ist zu beachten, dass Änderungen im beobachtbaren Verhalten nicht notwendigerweise eine Veränderung in basalen Persönlichkeitsstrukturen bedeuten müssen. Dieses Phänomen wurde von dem amerikanischen Entwicklungspsychologen Kagan als „heterotype Kontinuität" bezeichnet. In verschiedenen Lebensabschnitten können danach unterschiedliche Verhaltensweisen Indikatoren für das gleiche Persönlichkeitsmerkmal sein. Asendorpf (2004) hat z. B. einen deutlichen Zusammenhang gefunden zwischen der von Klassenkameraden beurteilten Aggressivität von Kindern im Alter von 8 Jahren und der Zahl an Verkehrsverstößen, die diese Personen als Erwachsene bis zum Alter von 30 Jahren begingen. Wenn aggressives Verhalten im Kindergartenalter durch die Beobachtung von Beißen, Treten, Spucken oder Wegnehmen von Spielzeug bestimmt wird, wäre es sicher unangemessen, zur Erfassung aggressiven Verhaltens bei Erwachsenen die gleichen Beobachtungskategorien einzusetzen.

Die Stabilität von Temperamentsmerkmalen im Kleinkindalter ist als niedrig einzuschätzen und liegt in verschiedenen Untersuchungen im Zeitabschnitt zwischen dem 1. und 3. Lebensjahr um r = 0,30. In der „New-York-Longitudinal-Study" von Thomas u. Chess (1980) zeigte sich, dass die Stabilität der 9 Temperamentsdimensionen ihres Modells vom 1. bis zum 2. Lebensjahr überwiegend im Bereich von r = 0,30 bis r = 0,45 lag, dass diese Stabilität jedoch vom 1. zum 5. Lebensjahr auf Korrelationen von r = 0,10 bis r = 0,20 sank. Bedeutsame Veränderungen scheinen sich also vor allem in den ersten 3 Lebensjahren zu ergeben. Neben dem Erfassungszeitpunkt ist aber auch der ausgewählte Temperamentsfaktor von Bedeutung. So konnten Kagan et al. (1987) zeigen, dass die Stabilität der Verhaltenshemmung (Schüchternheit) vom 2. zum 8. Lebensjahr bei r = 0,50 bis r = 0,70 lag. Schüchternheit scheint somit ein stabiles Merkmal zu sein, das schon zu einem vergleichsweise frühen Zeitpunkt zuverlässig erfasst werden kann. Auch wenn sich im Verlauf der kindlichen Entwicklung Veränderungen im beobachtbaren Verhalten ergeben, ist es sehr unwahrscheinlich, dass ein Kind sich ganz grundlegend verändert. Dies bedeutet, dass ein im Kindergartenalter sehr scheues Kind möglicherweise im Schulalter weniger scheu ist, aber dieses Kind wird in der großen Mehrzahl der Fälle kaum als abenteuerlustig eingeschätzt werden.

In einer Metaanalyse (Asendorpf 2002) wurde die mittlere 7-Jahres-Stabilität von Persönlichkeitsmerkmalen in verschiedenen Lebensabschnitten aus getrennt gemittelten Stabilitäten von vielen Längsschnittstudien zusammengestellt. Wie schon weiter oben beschrieben, ist die Stabilität in den ersten Lebensjahren nicht sehr hoch. Wenn jedoch die erste Messung zwischen dem 3. und 6. Lebensjahr lag und die zweite Messung zwischen dem 10. und 13. Lebensjahr (7-Jahresstabilität), dann zeigte sich schon eine bemerkenswerte Stabilität von r > 0,50, die nicht niedriger liegt als die Stabilität von Persönlichkeitsmerkmalen, wenn sie erstmals zwischen dem 18. und 22. Lebensjahr erfasst wurden. Vom Kindergartenalter bis ins junge Erwachsenenalter hinein schwanken die Stabilitätskoeffizienten um r = 0,50, was einer mittleren bis hohen Stabilität entspricht, wenn man in Rechnung stellt, dass bei Berücksichtigung des Messfehlers Stabilitäten über r = 0,80 nicht möglich sind.

❶ Bemerkenswert ist vor allem, dass die empirisch ermittelten Stabilitäten von Persönlichkeitsmerkmalen keinerlei Hinweis darauf geben, dass die Erreichung des 16. oder 18. Lebensjahres zu einer bedeutsamen oder sprunghaft ansteigenden Stabilität der Persönlichkeit führt. Dies kann als deutlicher Hinweis dafür gesehen werden, dass die in den Diagnosesystemen angesetzte Grenze von (16 –) 18 Jahren für die Stellung einer Persönlichkeitsstörungsdiagnose willkürlich gesetzt ist.

Von McCrae et al. (2000) wurde eine vergleichende Studie in 5 Kulturen mit dem Persönlichkeitsinventar NEO-FFI durchgeführt, mit dem das Big-Five-Persönlichkeitsmodell erfasst werden kann. Ziel der Studie war die Frage, inwieweit sich die Persönlichkeitsmerkmale in verschiedenen Altersgruppen zwischen dem 14. und 30. Lebensjahr unterscheiden. Es zeigte sich, dass es in allen 5 verschiedenen Kulturen mit zunehmendem Lebensalter zu einer Abnahme von Neurotizismus und Extraversion kam, während ebenfalls in allen Kulturen Verträglichkeit und Gewissenhaftigkeit zunahmen. Für den Faktor „Offenheit für Erfahrungen" zeigten sich in den verschiedenen Kulturen unterschiedliche Trends. Gleichfalls fanden sich zwischen der Gruppe der 14- und 17-Jährigen und der der 18- bis 21-Jährigen mehr Unterschiede als zwischen der Gruppe der 18- bis 21-Jährigen und der der 22- bis 29-Jährigen. Über den individuellen Verlauf der Persönlichkeitsentwicklung sagen jedoch solche querschnittlichen Gruppenvergleiche wenig aus. Will man den individuellen Verlauf der Persönlichkeitsentwicklung beobachten ist jedoch zu beachten, dass in verschiedenen Lebensabschnitten unterschiedliche Verhaltensweisen Indikatoren für das gleiche Persönlichkeitsmerkmal sein können („heterotype Kontinuität", s. oben).

In der Persönlichkeitspsychologie wird zwischen sog. „States" und „Traits" unterschieden. Während es sich bei „Traits" um stabile Persönlichkeitsmerkmale einer Person handelt, beziehen sich „States" auf vorübergehende Zustände einer Person, die besser durch situative Faktoren als durch stabile Persönlichkeitsmerkmale erklärt werden können. Hintergrund dieser Differenzierung ist die Beobachtung, dass sich Menschen in verschiedenen Situationen ganz unterschiedlich verhalten können. Kennzeichen einer Persönlichkeitsstörung sind starre und rigide Verhaltensweisen, die also weniger durch situative Faktoren veränderbar sind, sondern in verschiedensten Lebenszusammenhängen auf sehr ähnliche Art und Weise gezeigt werden. Es stellt sich die Frage, ob solche rigiden und starren Verhaltensmuster auch schon im Kindes- und Jugendalter zu beobachten sind und wie weit diese Art von Verhaltensmustern im Entwicklungsverlauf stabil bleibt.

2.1.2 Persönlichkeitsstörungen bei Kindern und Jugendlichen

Nur wenige psychiatrische Diagnosen sind so umstritten wie diejenige einer Persönlichkeitsstörung im Kindes- und Jugendalter. In den Leitlinien der „Deutschen Gesellschaft für Kinder- und Jugendpsychiatrie" wird festgehalten, dass laut ICD-10 aufgrund des Entwicklungsaspekts von psychischen Störungen im Kindes- und Jugendalter die Diagnose einer Persönlichkeitsstörung vor Abschluss der Pubertät, d. h. vor dem 16.–17. Lebensjahr, nur dann gestellt werden darf, wenn

1. die geforderte Mindestzahl der Kriterien erfüllt ist und
2. die Verhaltensmuster bereits in diesem Alter andauernd, durchgehend und situationsübergreifend auftreten.

Danach ist also eine Diagnosestellung durchaus auch schon vor dem 16. Lebensjahr möglich. Trotz dieser Ausführungen herrscht jedoch weit verbreitet die Meinung vor, dass die Diagnose einer Persönlichkeitsstörung nicht vor dem 18. Lebensjahr, und wenn überhaupt im Jugendalter, dann erst mit frühestens 16 Jahren gestellt werden darf.

Dies ist insofern bemerkenswert, da es zur Diagnosestellung einer Persönlichkeitsstörung unabdingbar ist, dass die Persönlichkeitsauffälligkeiten schon seit der Kindheit oder Jugend bestehen und sich in diesem Zeitraum wenig oder gar nicht verändert haben.

> Das auffällige Verhaltensmuster ist andauernd und gleichförmig und nicht auf Episoden psychischer Krankheiten begrenzt. Die Störungen beginnen immer in der Kindheit oder Jugend und manifestieren sich auf Dauer im Erwachsenenalter (ICD-10 2005, S. 227).

Gemäß dieser Diagnosekriterien wird davon ausgegangen, dass Persönlichkeitsstörungen einen kontinuierlichen Verlauf von der Kindheit über die Jugend ins Erwachsenenalter nehmen, was bedeutet, dass bei einem Erwachsenen, der unter einer Persönlichkeitsstörung leidet, diese Probleme schon zu einem frühen Zeitpunkt der Entwicklung bestanden haben. Dieser erwachsene Patient hat also schon in seiner Kindheit oder Jugend unter einer Persönlichkeitsstörung gelitten.

Manche (vor allem psychoanalytisch orientierte) Autoren befürworten die Diagnose von z. B. Borderline-Persönlichkeitsstörungen auch schon im Kindesalter (Kernberg 1990; Kernberg et al. 2000; Bürgin u. Meng 2000). Paulina Kernberg vertrat z. B. die Position, dass niemand bestreiten würde, dass auch Kinder schon eine klar beschreibbare und von anderen abgrenzbare Persönlichkeit haben. Wenn aber Kindern eine eigenständige Persönlichkeit zugeschrieben würde, dann wäre es ungewöhnlich, wenn es nicht auch schon Kinder gäbe, bei denen ihre Persönlichkeit gestört sei (P. Kernberg, persönliche Mitteilung, Ulm 2004). Andere dagegen wie z. B. Shapiro (1990) stellen den Entwicklungsaspekt der Persönlichkeit von Kindern und Jugendlichen in den Vordergrund, weshalb eine stabile Persönlichkeitsentwicklung als Voraussetzung für die Diagnose einer Persönlichkeitsstörung im Kindes- und Jugendalter noch nicht gegeben sei.

Ein Kompromissvorschlag wurde von Spiel u. Spiel (1987) versucht, in dem sie vorschlugen, bei Kindern und Jugendlichen vor dem 18. Lebensjahr den Begriff „Persönlichkeits**entwicklungs**störung" zu verwenden und damit dem Entwicklungsgedanken Rechnung zu tragen.

Die Debatte um die Verwendung der Persönlichkeitsstörungsdiagnose im Kindes- und Jugendalter wird z. T. sehr heftig und ideologisch geprägt geführt und erinnert in manchen Punkten an die Diskussion um die Diagnosestellung einer schizophrenen Psychose im Kindes- und Jugendalter in den 70er- und 80er-Jahren des letzten Jahrhunderts. In beiden Fällen wird bzw. wurde von den Gegnern einer Diagnosestellung mit der Gefahr einer lebenslangen Stigmatisierung von Kindern und Jugendlichen argumentiert, wenn ihnen schon vor dem Erwachsenenalter ein solches „Label" verpasst wird. Als Alternative wurde bzw. wird der Begriff einer „Adoleszentenkrise" befürwortet, ein unscharfer und kaum klar definierbarer Begriff, für den es, und dies ist letztendlich viel schwerwiegender, auch keine klar definierten Behandlungskriterien gibt.

Bei der Debatte um die Diagnosestellung einer Persönlichkeitsstörung im Kindes- und Jugendalter werden zwei grundlegende Irrtümer begangen (Schmeck 2008):

1. Irrtum. Es wird von der Vorstellung ausgegangen, dass sich Entwicklung in Kindheit und Jugend abspielt und mit dem 18. Lebensjahr weitgehend abgeschlossen ist. Dies ist aber keinesfalls richtig, da man heutzutage sehr wohl weiß, dass Entwicklung ein lebenslanger Prozess ist und es sich dabei um ein Charakteristikum jeden Lebens handelt. Von daher ist auch die Verwendung des Begriffs „Persönlichkeits**entwicklungs**störung" im Kindes- und Jugendalter nicht unproblematisch, da er die unzutreffende Begrenzung der Entwicklung auf diesen Lebensabschnitt manifestiert. Weiterhin muss beachtet werden, dass die Altersgrenze „18. Lebensjahr" für die Definition des Erwachsenseins historisch gewachsen ist und eine vorwiegend juristisch geprägte Perspektive darstellt (Wahlrecht, Führerschein etc.). In früheren Zeiten und in anderen Kulturen liegt der Beginn des Erwachsenenalters deutlich früher, während sich heutzutage (vor allem in akademischen Kreisen) die Adoleszenz immer weiter zu verlängern scheint und sich 18-Jährige noch längst nicht erwachsen fühlen.

2. Irrtum. Er besteht in der Annahme, Persönlichkeitsstörungen seien unveränderbar, somit also auch nicht therapierbar, und würden damit ein lebenslanges Schicksal für den Betroffenen darstellen. Wenn dem so wäre (dass es nicht so ist, wird in ▶ Kap. 7 ausführlich erläutert), dann könnte eine Diagnosestellung tatsächlich zu einer nachhaltigen Stigmatisierung führen, wodurch die Möglichkeiten der privaten und beruflichen Entwicklung des betroffenen Patienten erheblich eingeschränkt würden.

Die mit der Diagnosestellung verbundenen ethischen Implikationen werden im ▶ Abschn. 6.8 diskutiert.

2.2 Entwicklung der Klassifikation von Persönlichkeitsstörungen

Im 19. Jahrhundert, wie auch in der ersten Hälfte des 20. Jahrhunderts, waren allgemein verbindliche Diagnosesysteme unbekannt. Für jeden renommierten Psychiater gehörte es zum guten Ton, sein eigenes Klassifikationsschema zu entwickeln (Widiger 2001) und noch 1948, als von der WHO die ICD-6 herausgegeben wurde, wurde dieses Diagnosesystem, in das auch ein Abschnitt über psychische Störungen eingefügt worden war, von den amerikanischen Psychiatern weitgehend ignoriert. Von der „American Psychiatric Association" (APA) wurde 1952 als Gegenentwurf das „Diagnostic and Statistical Manual of Mental Disorders" (DSM) veröffentlicht.

Da das Kapitel über psychische Störungen in der ICD-6 nur in sehr wenigen Ländern auf Akzeptanz stieß, wurde Anfang der 60er-Jahre die ICD-8 entwickelt (in der ICD-7, veröffentlicht 1955, waren keine Veränderungen im Kapitel über psychische Störungen vorgenommen worden). 1968 wurde das DSM-II veröffentlich, in dem Substanzabhängigkeit und sexuelle Deviationen aus dem Bereich der Persönlichkeitsstörungen herausgenommen wurden. Neu hinzugefügt wurden dafür die explosive, die hysterische und die asthenische Persönlichkeitsstörung. Nach der Veröffentlichung von DSM-II wurden erstmals auch Untersuchungen zur Interrater-Reliabilität der Diagnose durchgeführt. Es zeigte sich, dass die Übereinstimmungen im Bereich der Persönlichkeitsstörungen sehr niedrig lagen (Kappa-Werte zwischen 0,11 und 0,56). Daraufhin wurden erstmals spezifischere und explizit benannte diagnostische Kriterien entwickelt, um die Reproduzierbarkeit von Diagnosen im Bereich psychischer Störungen zu verbessern.

Im DSM-III, veröffentlicht 1980, wurden 4 Diagnosen des DSM-II entfernt (asthenische, zyklothyme, inadäquate, explosive Persönlichkeitsstörung). Für den Bereich der Persönlichkeitsstörung wurden dafür 4 neue Diagnosen hinzugefügt (vermeidend, dependent, Borderline, narzisstisch). Eine entscheidende Veränderung im Übergang von DSM-II zu DSM-III bestand darin, dass in der neueren Klassifikation die Diagnose einer Persönlichkeitsstörung auf einer gesonderten Achse erfolgen sollte, womit die Bedeutung der Diagnose einer Persönlichkeitsstörung neben den anderen psychischen Störungen betont wurde. Dies führte gleichzeitig zu einer deutlichen Verstärkung der Forschungsanstrengungen auf diesem Gebiet. Insgesamt wurde die Reliabilität der Diagnosestellung von psychiatrischen Störungen durch die spezifischen und expliziten diagnostischen Kriterien des DSM-III verbessert. Persönlichkeitsstörungen waren allerdings nach wie vor nicht reliabel erfassbar (mit Ausnahme der antisozialen Persönlichkeitsstörung).

Stärker als vorher hatte sich das DSM-III von der ICD-9 entfernt. Bei der Entwicklung von ICD-10 und DSM-IV wurde deshalb größerer Wert darauf gelegt, beide Systeme wieder besser kompatibel zu machen. So wurde z. B. in die ICD-10 der Borderline-Typ der emotional instabilen Persönlichkeitsstörung eingefügt, der sehr vergleichbar zur Diagnose der Borderline-Persönlichkeitsstörung im DSM-IV ist.

> **!** Die zukünftigen Revisionen von ICD und DSM werden mit hoher Wahrscheinlichkeit gerade im Bereich der Diagnostik von Persönlichkeitsstörungen deutliche Veränderungen mit sich bringen. So sieht Livesley (2003) nur eine minimale empirische Evidenz für das gegenwärtige DSM-IV-System. Es besteht inzwischen weitgehender Konsens darüber, dass das gegenwärtige kategoriale Modell nur wenig empirische Bestätigung findet. Dimensionale Konzepte werden daher intensiv diskutiert.

Widiger (2000) zieht einen Vergleich zwischen der Diagnose von Persönlichkeitsstörungen zu derjenigen von intellektuellen Beeinträchtigungen. Auch bei den intellektuellen Fähigkeiten gehe man von einem kontinuierlichen Spektrum aus. Ab einem bestimmten Punkt (IQ ≤ 70) erwarte man ein so großes Ausmaß an Beeinträchtigung bei der Teilhabe, dass dieser Abweichung Krankheitswert zugesprochen wird und als Diagnose im Sinne einer leichten intellektuellen Behinderung in die Klassifikationsschemata aufgenommen wurde. Wenn man ein vergleichbares Vorgehen auch bei den Persönlichkeitsstörungen wählen würde, würde dies bedeuten, dass man von einer kontinuierlichen Verteilung von Persönlichkeitsmerkmalen ausgehen würde. Empirische Untersuchungen müssten dann Hinweise dafür geben, ab wann die extreme Ausprägung einzelner Persönlichkeitsmerkmale Krankheitswert hat.

Von der „International Society for the Study of Personality Disorders" wurde unter ihren Mitgliedern eine Umfrage durchgeführt, ob der kategoriale Ansatz in der Diagnostik von Persönlichkeitsstörungen beibehalten werden solle. Es zeigten sich folgende Ergebnisse (Livesley 2003):

– Persönlichkeitsstörungen sind diskrete Kategorien: 71,9% mit Nein,
– Persönlichkeitsstörungen reflektieren Krankheitsentitäten: 69,7% mit Nein,

– Persönlichkeitsstörungsdiagnosen haben eine schlechte Validität: 76% mit Ja,
– Persönlichkeitsstörungen werden am besten konzeptualisiert als dimensionale Störungen: 86% mit Ja,
– Persönlichkeitsstörungen kann man am ehesten verstehen als Varianten der normalen Persönlichkeit: 84% mit Ja.

70,8% der Befragten waren der Meinung, dass die Persönlichkeitsstörungen weiterhin auf der 2. Achse des DSM diagnostiziert werden sollten, allerdings am ehesten als dimensionale Störungen. Ein Weggehen vom Konzept der Persönlichkeitsstörung hin zu einer Konzeptualisierung von Persönlichkeitsstilen wurde nur von 27,1% der Befragten befürwortet.

Als Alternative zu Persönlichkeitstestverfahren führt Skodol einen dimensionalen Ansatz in die DSM-Diagnostik ein (Oldham u. Skodol, 2000). Danach schlagen die Autoren vor, nicht nur kategorial das Vorhanden- oder Nichtvorhandensein einer Störung zu diagnostizieren, sondern Abstufungen vorzunehmen, je nachdem wie viele Kriterien des Störungsbildes bei den zu diagnostizierenden Patienten erfüllt sind. Wenn kein Kriterium erfüllt ist, wird die Störung als nicht vorhanden angesehen. Bei 1–3 Kriterien wird von „Traits" gesprochen, bei 3–4 Kriterien von einer unterschwelligen Störung, bei 4–5 Kriterien von einer grenzwertigen Störung, bei 5–8 Kriterien von einer durchgehenden Störung und bei 7–9 Kriterien von einer prototypischen Störung.

Von Widiger u. Simonsen (2005) werden 18 alternative Modelle zur Konzeptionierung von Persönlichkeitsstörungen vorgestellt, die nach ihrer Überzeugung mit Ausnahme von einem oder zwei dieser Modelle in ein gemeinsames hierarchisches und dimensionales Modell überführbar seien (◨ Abb. 2.1). Auf der höchsten Ebene dieses Modells finden sich die beiden grundlegenden Dimensionen „Internalisierung" vs. „Externalisierung". Auf der Ebene darunter liegen 4 oder 5 breite Persönlichkeitsdimensionen, die bipolar angelegt sind. Die 3. Hierarchieebene beinhaltet Subskalen der breiteren Dimensionen, die abnorm hoch, normal oder abnorm niedrig ausgeprägt sein können. Auf der untersten Hierarchieebene sind die Symptomen entsprechenden diagnostischen Kriterien angesiedelt, die durch einen Algorithmus miteinander verbunden sind.

<table>
<tr><td>1. Ebene
grundlegende Dimensionen</td><td>Externalisierung</td><td>Internalisierung</td></tr>
<tr><td>2. Ebene
Eigenschaften (Traits)</td><td colspan="2">1. Extraversion vs. Introversion
2. Antagonismus vs. Compliance
3. Impulsivität vs. Beherrschung
4. Emotionale Dysregulation vs. emotionale Stabilität</td></tr>
<tr><td>3. Ebene
Subskalen</td><td colspan="2">Beispiel: Subskalen des Traits „Impulsivität vs. Beherrschung"
Abnorm hohe Ausprägung des Traits (Perfektionismus, Zwanghaftigkeit)
Durchschnittliche Ausprägung (Selbstdisziplin, Ehrgeiz)
Abnorm niedrige Ausprägung (Unordentlichkeit, Impulsivität)</td></tr>
<tr><td>4. Ebene
Diagnostische Kriterien</td><td colspan="2">Symptome, verbunden durch einen
diagnostischen Algorithmus</td></tr>
</table>

◨ Abb. 2.1. Hierarchisch-dimensionales Modell von Persönlichkeitsstörungen. (Widiger u. Simonsen 2005)

2.3   Definition

Persönlichkeitsstörungen werden als tief verwurzelte stabile Verhaltensmuster mit starren Reaktionen auf unterschiedliche persönliche und soziale Lebensbedingungen gesehen, die mit Auffälligkeiten im Wahrnehmen, Denken, Fühlen und in der Beziehungsgestaltung einhergehen (Tress et al. 2002). Sie führen zu subjektivem Leiden des Betroffenen und/oder seiner Umwelt und dürfen durch keine andere psychische oder hirnorganische Störung bedingt sein. Gefordert werden ein Beginn der Störung in Kindheit oder Adoleszenz und eine Persistenz bis ins Erwachsenenalter.

Ob Persönlichkeitsstörungen bereits im Kindes- und Jugendalter zu diagnostizieren sind, ist nach wie vor sehr umstritten. In der Definition einer Persönlichkeitsstörung im Erwachsenenalter wird zwar verlangt, dass sich die Störungssymptome schon in Kindheit und Adoleszenz gezeigt haben (und somit ein durchgehender Entwicklungsverlauf zu beobachten ist). Andererseits wird jedoch der Entwicklungsaspekt der kindlichen Persönlichkeit betont und darauf hingewiesen, dass diese Diagnose erst im Erwachsenenalter oder frühestens ab dem 16. Lebensjahr gestellt werden sollte.

Persönlichkeitsstörungen liegen tief greifende Auffälligkeiten der Persönlichkeitsstruktur zugrunde, die im gegenwärtigen Klassifikationssystem in verschiedenen Diagnosen konzeptualisiert sind, die nach ihrer empirischen und klinischen Ähnlichkeit in 3 sog. Clustern zusammengefasst werden (◘ Abb. 2.2).

❗ Nach den Richtlinien der ICD-10 darf die Diagnose einer Persönlichkeitsstörung vor dem 16. Lebensjahr nur dann gestellt werden, wenn die geforderte Mindestzahl an Kriterien erfüllt ist, die Verhaltensstörungen sich als andauernd, durchgehend und situationsübergreifend dargestellt haben und nicht auf andere psychiatrische Störungen zurückzuführen sind (Leitlinien der Deutschen Gesellschaft für Kinder- und Jugendpsychiatrie und Psychotherapie 2007).

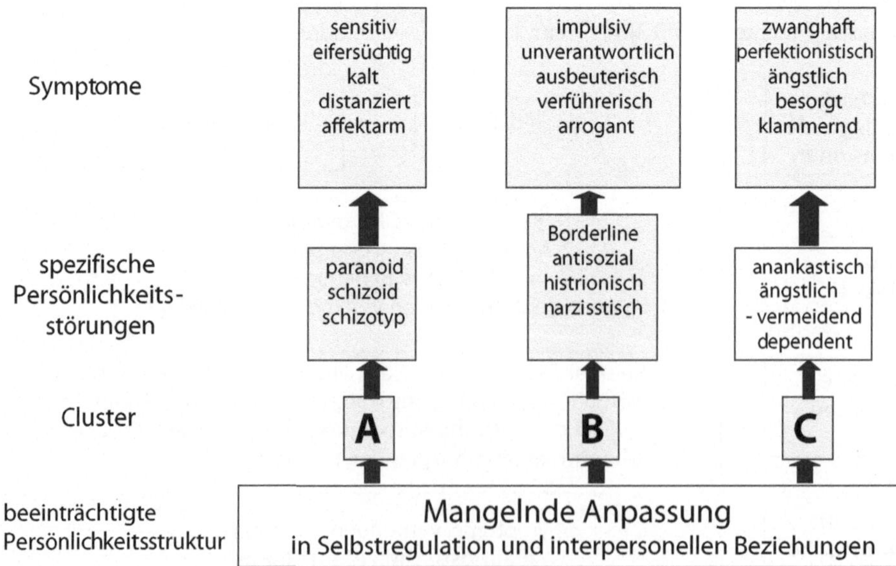

◘ Abb. 2.2. Verschiedene Ebenen von Persönlichkeitspathologie

2.4 Leitsymptome

In der ICD-10 (WHO 1993) werden allgemeine diagnostische Leitlinien für Persönlichkeitsstörungen gegeben:

> **Allgemeine diagnostische Leitlinien für Persönlichkeitsstörungen**
> - Deutliche Unausgeglichenheit in den Einstellungen und im Verhalten in mehreren Funktionsbereichen wie Affektivität, Antrieb, Impulskontrolle, Wahrnehmung und Denken sowie in den Beziehungen zu anderen
> - Das auffällige Verhaltensmuster ist andauernd und gleichförmig und nicht auf Episoden psychischer Krankheiten begrenzt
> - Das auffällige Verhaltensmuster ist tiefgreifend und in vielen persönlichen und sozialen Situationen eindeutig unpassend
> - Die Störungen beginnen immer in der Kindheit oder Jugend und manifestieren sich auf Dauer im Erwachsenenalter
> - Die Störung führt zu deutlichem subjektivem Leiden, manchmal jedoch erst im späteren Verlauf
> - Die Störung ist meistens mit deutlichen Einschränkungen der beruflichen und sozialen Leistungsfähigkeit verbunden

2.5 Untergruppen

Im Folgenden werden die diagnostischen ICD-10-Kriterien für die verschiedenen Formen von Persönlichkeitsstörungen gemäß der allgemein üblichen Einteilung in die 3 Cluster A, B und C dargestellt (◘ Tab. 2.1). Zur besseren Verständlichkeit werden bei jeder der Untergruppen Fallbeispiele von Jugendlichen gebracht, die die Diagnosekriterien erfüllen. Auf einige dieser Fallbeispiele wird in ▶ Kap. 6 bei der Darstellung der therapeutischen Interventionen wieder eingegangen.

2.5.1 Cluster A

Im Cluster A werden die paranoide sowie die schizoide Persönlichkeitsstörung zusammengefasst, die beide mit sonderbarem und exzentrischem Verhalten einhergehen. (Im DSM-IV wird auch die schizotypische Störung zu diesem Cluster gezählt.) Für diese Störungsgruppe gibt es vergleichsweise wenige empirische Untersuchungsbefunde und auch klinisch haben sie bisher eher weniger Interesse gefunden.

Paranoide Persönlichkeitsstörung
Beispiel

Ein 15-jähriger Junge hatte im Rahmen eines Streits einen anderen Jugendlichen angegriffen und verletzt. Dieses aggressive Verhalten war für ihn sehr ungewöhnlich, da er sonst ein sehr schüchterner und zurückgezogener Junge war, der eher selbstunsicher wirkte. In der Untersuchungssituation zeigte sich, dass er in seinen Gedanken sehr stark beschäftigt war mit Kränkungen, die ihm in der Vergangenheit von Mitgliedern seiner Familie und anderen Kindern und Jugendlichen zugefügt worden waren (ob real oder in seiner Wahrnehmung, ließ sich retrospektiv nicht eindeutig klären). Es war ihm nicht möglich, enge und vertrauensvolle Beziehungen zu anderen einzugehen, obwohl er den deutlichen Wunsch danach äußerte, da er immer wieder Verhaltensweisen anderer als gegen sich gerichtet erlebte und sich so oft über andere Menschen ärgerte. Obwohl im direkten Kontakt eher zurückhaltend zeigte sich dahinter seine deutliche Überzeugung, anderen überlegen zu sein und viele Dinge besser zu wissen und zu können, wodurch er sehr querulatorisch wirken konnte.

◨ Tab. 2.1. Persönlichkeitsstörungen in ICD-10 und DSM-IV

	ICD-10	DSM-IV
Cluster A sonderbar, exzentrisch	Paranoide PS (F60.0)	Paranoide PS
	Schizoide PS (F60.1)	Schizoide PS Schizotypische PS
Cluster B dramatisch, emotional	Dissoziale PS (F60.2)	Antisoziale PS
	Emotional instabile PS: ▬ impulsiver Typ (F 60.30) ▬ Borderline-Typ(F 60.31)	Borderline-PS
	Histrionische PS (F60.4)	Histrionische PS Narzisstische PS
Cluster C ängstlich, vermeidend	Anankastische PS (F60.5)	Zwanghafte PS
	Ängstlich-vermeidende PS (F60.6)	Selbstunsichere PS
	Abhängige PS (F60.7)	Abhängige PS
	Andere PS (F60.8) Narzisstische PS Passiv-aggressive PS	(Passiv-aggressive PS)

PS Persönlichkeitsstörung

(Differenzialdiagnostisch muss bei diesem Jugendlichen auch die Entwicklung einer narzisstischen Persönlichkeitsstörung in Erwägung gezogen werden.)

Diagnosekriterien nach ICD-10

Mindestens 3 der folgenden 7 Kriterien müssen erfüllt sein:

1. übertriebene Empfindlichkeit bei Rückschlägen und Zurücksetzung;
2. Neigung zu ständigem Groll wegen der Weigerung, Beleidigungen, Verletzungen oder Missachtungen zu verzeihen;
3. Misstrauen und eine starke Neigung, Erlebtes zu verdrehen, in dem neutrale oder freundliche Handlungen anderer als feindlich oder verächtlich missgedeutet werden;
4. streitsüchtiges und beharrliches situationsunangemessenes Bestehen auf eigenen Rechten;
5. häufiges ungerechtfertigtes Misstrauen gegenüber der sexuellen Treue des Ehe- oder Sexualpartners;
6. Tendenz zu stark überhöhtem Selbstwertgefühl, das sich in ständiger Selbstbezogenheit zeigt;

7. Inanspruchnahme durch ungerechtfertigte Gedanken an Verschwörungen als Erklärungen für Ereignisse in der näheren Umgebung und in aller Welt.

Es gibt keine verlässlichen Zahlen über die Häufigkeit von paranoiden Persönlichkeitsstörungen im Jugendalter. Aus klinischer Sicht wird eine solche Diagnose im Jugendalter kaum vergeben.

Schizoide Persönlichkeitsstörung
Beispiel

Eine 17-jährige Patientin stellte sich mit einer Betreuerin einer Jugendhilfeeinrichtung, in der sie wohnte, vor, da sie nach ihren Angaben „ihr Leben nicht in den Griff bekommen würde". In der Erstuntersuchung wirkte sie kühl und distanziert, gleichzeitig aber sehr eloquent (IQ im obersten Durchschnittsbereich). Sie schilderte ohne emotionale Beteiligung ihre katastrophale Vorgeschichte und ohne erkennbaren Leidensdruck, wie viel sie schon „durchgemacht" habe. Von der Betreuerin, die mit ihr zum Erstgespräch kam, wurde sie als erschreckend kalt und distanziert beschrieben. Die Patientin selbst gab an, dass ihr Beziehungen nichts bedeuten würden und noch nie eine wirkliche Beziehung zu einem anderen Menschen bestanden habe. Sie würde sich selbst wundern, dass es keine Beziehung gäbe, die ihr wichtig erscheine, es käme ihr so vor, wie wenn Menschen austauschbar wären. Zärtliche Gefühle anderen gegenüber oder Interesse an Freundschaften oder sexuellen Beziehungen wurden von ihr nicht geäußert. Am Liebsten sei sie alleine, sie würde sich dann in eine Fantasiewelt zurückziehen, in der sie sich mit Protagonistinnen von Büchern beschäftigen würde. Trotz ihrer immer sehr hohen Ziele (Berufsziel Staatsanwältin) würde sie es aber noch nicht einmal schaffen morgens aufzustehen, um die Schule zu besuchen. Auch gebe es kaum Dinge, die ihr Freude oder Vergnügen bereiten würden. Dies würde nun schon sehr lange so gehen, auch die Betreuer der Jugendhilfeeinrichtung könnten ihr wenig behilflich dabei sein ihr Verhalten zu ändern, auch wenn sie dadurch viel Ärger bekäme.

Diagnosekriterien nach ICD-10

Mindestens 3 der folgenden 9 Kriterien müssen erfüllt sein:

1. wenige oder überhaupt keine Tätigkeiten bereiten Vergnügen;
2. emotionale Kühle, Distanziertheit oder flache Affektivität;
3. geringe Fähigkeit, warme, zärtliche Gefühle oder auch Ärger anderen gegenüber zu zeigen;
4. anscheinende Gleichgültigkeit gegenüber Lob oder Kritik;
5. wenig Interesse an sexuellen Erfahrungen mit einer anderen Person (unter Berücksichtigung des Alters);
6. übermäßige Vorliebe für einzelgängerische Beschäftigungen;
7. Übermäßige Inanspruchnahme durch Fantasie und Introspektion;
8. Mangel an engen Freunden oder vertrauensvollen Beziehungen (oder höchstens zu einer Person) und fehlender Wunsch nach solchen Beziehungen;
9. deutlich mangelnde Sensibilität im Erkennen und Befolgen gesellschaftlicher Regeln.

Da der eigene Stil des Verhaltens und Erlebens in der Regel nicht als auffällig oder abweichend wahrgenommen wird, ist in den meisten Fällen keine Veränderungsmotivation vorhanden und eine Behandlung wird nicht aufgesucht. Vor allem begleitende depressive Verstimmungen (z. B. aus dem Erleben der Reaktionen anderer auf den eigenen Persönlichkeitsstil, aber auch aus der Wahrnehmung einer tiefen inneren Leere heraus) können jedoch zu einem Leidensdruck führen, der eine ausreichende Therapiemotivation ergibt. Angstsymptome können entstehen, wenn schizoide Menschen zu sozialen Interaktionen gezwungen werden (Wöller et al. 2002).

Im Jugendalter wird die Diagnose einer schizoiden Persönlichkeitsstörung in der Regel nur äußerst selten gestellt.

2.5.2 Cluster B

Im Cluster B sind dissoziale, emotional-instabile und histrionische (sowie im DSM-IV narzisstische) Persönlichkeitsstörungen zusammengefasst. Bei ihnen steht eine übermäßig starke Verhaltensaktivierung im Vordergrund, und es kommt gehäuft zu dramatisch wirkenden Situationen, sodass Cluster-B-Persönlichkeitsstörungen am wenigsten leicht übersehen werden.

Dissoziale Persönlichkeitsstörung
Beispiel

Ein 17-jähriger Junge wurde wegen akuter Suizidalität stationär aufgenommen. Er wirkte dysphorisch verstimmt und gab als Grund für seine Suizidgedanken das Ende einer sexuellen Beziehung zu einem gleichaltrigen Mädchen an. Anamnestisch war zu erfahren, dass er als Einzelkind mit seiner Mutter zusammenlebte, seinen Vater hatte er nie kennengelernt. Seit der Kindergartenzeit war er immer wieder in aggressive Auseinandersetzungen verwickelt gewesen, weshalb es auch in der Schule zu Problemen kam. Die Hauptschule verließ er ohne Abschluss. Ab dem 12. Lebensjahr war er wiederholt wegen Diebstählen mit der Polizei in Konflikt gekommen, später war es auch zu einer Anzeige wegen schwerer Körperverletzung gekommen, die er unter Alkoholeinfluss gemeinsam mit anderen Jugendlichen begangen hatte. Mit 16 Jahren begann er mit exzessivem Bodybuilding und Anabolika-Missbrauch und konsumierte neben Alkohol auch verstärkt illegale Substanzen. Er lebte vom Geld seiner Mutter und weigerte sich, einer Beschäftigung nachzugehen oder eine Ausbildungsstelle zu suchen. Verschiedenste Jugendhilfemaßnahmen waren bereits gescheitert. Auf der Station lebte er sich augenblicklich ein und seine dysphorische Stimmung verschwand sehr rasch. In kurzer Zeit hatte er eine führende Position eingenommen und übte auf verdeckte Weise Macht aus, wodurch er auch Mitpatienten schädigte. Die Überführung in eine Jugendhilfeeinrichtung, in der er die Möglichkeit hatte, in einem sehr engen und strukturierten Rahmen einen

Schulabschluss nachzuholen, führte vorübergehend zu einer gewissen Beruhigung der Situation, aber nach wenigen Monaten wurde er auch dort entlassen, nachdem er wieder eine schwere Körperverletzung begangen hatte.

Diagnosekriterien nach ICD-10

1. Herzloses Unbeteiligtsein gegenüber den Gefühlen anderer;
2. deutliche und andauernde Verantwortungslosigkeit und Missachtung sozialer Normen, Regeln und Verpflichtungen;
3. Unvermögen zur Beibehaltung längerfristiger Beziehungen, aber keine Schwierigkeiten, Beziehungen einzugehen;
4. sehr geringe Frustrationstoleranz und niedrige Schwelle für aggressives, auch gewalttätiges Verhalten;
5. Unfähigkeit zum Erleben von Schuldbewusstsein oder zum Lernen aus Erfahrung, besonders aus Bestrafung;
6. Neigung, andere zu beschuldigen oder vordergründige Rationalisierung für das eigene Verhalten anzubieten, durch das die Person in einen Konflikt mit der Gesellschaft geraten ist.

Dissoziale (antisoziale) Persönlichkeitsstörungen sind in westlichen Gesellschaften keine seltenen Störungen (es werden Prävalenzen für Frauen von 1–2% und für Männer von 3–4% angegeben, wobei in anderen, nichtwestlichen Kulturkreisen, z. B. Taiwan, die Raten deutlich niedriger liegen sollen). Vor dem 18. Lebensjahr sollte dieses Störungsbild in der Regel nicht diagnostiziert werden, da mit der Diagnose „Störung des Sozialverhaltens" eine Klassifikation möglich ist, ohne auf eine Persönlichkeitsstörungsdiagnose zurückgreifen zu müssen (in der Regel ist bei der Diagnose einer dissozialen Persönlichkeitsstörung im Erwachsenenalter anamnestisch eine Störung des Sozialverhaltens in der Vorgeschichte zu finden).

Eine dissoziale Persönlichkeitsstörung muss nicht immer mit delinquentem Verhalten einhergehen. Es gibt durchaus eine größere Zahl dissozial-persönlichkeitsgestörter Menschen, die vordergründig angepasst sind und durch ihren oberflächlichen Charme zunächst ihre Umgebung beeindrucken. Auch die mangelnde Angst vor Gefahren wird in einem nicht-delinquenten Kontext (z. B. bei Extremsportlern, Entdeckungsreisenden, Finanzjongleuren, Sprengstoffexperten etc.) durchaus bewundert. Im politischen oder wirtschaftlichen Kontext ist zu beobachten, dass eine „geschickte" Missachtung sozialer Normen und Regeln durchaus mit gesellschaftlichem Erfolg und Macht verknüpft sein kann. Hare (1980) griff in diesem Zusammenhang die problematische Bezeichnung „Psychopathie" wieder auf, die von Cleckley (1941) auf der Grundlage früherer Störungskonzepte in die Diskussion gebracht worden war. Dieses Konzept beschreibt zwei grundlegende Störungsdimensionen: zum einen charakteristische Persönlichkeitszüge sowohl auf der interpersonellen Ebene (oberflächlicher Charme, keine dauerhaften Beziehungen, keine Empathie) als auch auf der emotionalen Ebene (keine Schuldgefühle, keine Angst, oberflächliche Emotionen), zum anderen einen charakteristischen Lebensstil, der durch Instabilität (mehrfache Ehen, wechselnde Arbeitsplätze) und antisoziale Verhaltensweisen (wiederholte Verhaftungen, Aggressionen) gekennzeichnet ist.

Das zentrale intrapsychische Defizit von dissozialen Kindern und Jugendlichen besteht im Fehlen von Gewissensstrukturen und damit einhergehend dem Fehlen von Scham- und Schuldgefühlen sowie mangelnder Empathie. Die Ausübung von Macht, die durch Einschüchterung anderer oder die Verbreitung von Angst und Schrecken gekennzeichnet ist, dient der Stabilisierung und Überhöhung des eigenen Selbstwertgefühls, wobei andere Menschen zur Erreichung eigener Interessen benutzt werden. Wenn eine emotionale Beteiligung zu erkennen ist, hat diese mehr mit der Wahrnehmung eigener Bedürfnisse und Gefühlszuständen zu tun als mit einem empathischen Sich-Einfühlen in die Situation anderer. Da die Integrität des eigenen Körpers häufig ebenso gering geschätzt wird wie die körperliche Unversehrtheit anderer, können sowohl fremdaggressives Verhalten als auch autoaggressive Verhaltensweisen bis hin zum Suizid beobachtet werden.

Emotional instabile Persönlichkeitsstörung

Beispiel

Eine 16-jährige Patientin wurde mit eindrucksvoller Dringlichkeit und großer Aufgeregtheit von der Hausärztin in ambulante jugendpsychiatrische Behandlung überwiesen mit der Diagnose einer fraglich akuten Suizidalität, selbstverletzendem Verhalten, starken Impulsdurchbrüchen, einer bulimischen Problematik, starken Stimmungsschwankungen und massiven innerfamiliären Problemen.

Das Mädchen würde sich bereits seit 2 Jahren in analytischer Psychotherapie befinden, die jedoch keine Verbesserung der Symptomatik gebracht hätte. Aufgrund des selbstverletzenden Verhaltens und der suizidalen Äußerungen der Patientin bestanden die Eltern auf einer stationären Behandlung, die 3 Monate dauerte. Trotz der eindeutigen Borderline-Symptomatik wurde keine Störung der Persönlichkeit diagnostiziert, sondern die Patientin mit folgenden Diagnosen entlassen:

- *Angst und depressive Störung gemischt (F41.2),*
- *soziale Phobie (F40.1),*
- *somatoforme Störung (F45),*
- *Derealisation (F48.1),*
- *Polytoxikomanie (F19.2).*

In der anschließenden ambulanten Behandlung bestanden die o. g. Symptome unverändert fort. Ein Gespräch mit der Mutter ergab, dass die Patientin schon von klein auf zu Pseudologien neigte, immer schon alle gegeneinander ausspielte und extrem manipulativ war. Dadurch habe sie schon immer instabile Freundschaften gehabt und viele Probleme mit Gleichaltrigen. Sie

habe „mit und ohne Freunde nicht gekonnt" und sich dadurch übermäßig an die Eltern gebunden, mit denen sie jedoch auch in ständige Auseinandersetzung verwickelt gewesen sei. Einerseits habe sie deren Nähe eingefordert, da sie Alleinsein kaum ertragen könne, andrerseits ständig um ihre Selbstständigkeit gerungen. Bei kleinsten Anforderungen oder bei Kritik würde die Patientin mit „ausrasten" reagieren oder sich selbst verletzen. Sie habe die gesamte Familie damit „im Griff".
Die Patientin selbst beschreibt große Einsamkeitsgefühle und unerträgliche Spannungszustände, die sie nur in Form von selbstverletzendem Verhalten unterbrechen könne. Andere (auch die Therapeutin) erlebt sie als feindselig und aggressiv. Es gelingt ihr kaum, Eigenanteile an ihren vielfältigen und immer wiederkehrenden Beziehungsproblemen zu sehen.

Diagnosekriterien nach ICD-10
Mindestens 5 der folgenden 9 Kriterien müssen erfüllt sein:

1. verzweifeltes Bemühen, Alleinsein zu verhindern;
2. intensive, aber instabile zwischenmenschliche Beziehungen; Wechsel zwischen Überidealisierung und Entwertung;
3. Identitätsstörung;
4. Impulsivität bei mindestens zwei potenziell selbstschädigenden Aktivitäten;
5. wiederholte Suiziddrohungen oder -versuche, Selbstverletzungen;
6. affektive Instabilität;
7. chronisches Gefühl der Leere;
8. übermäßig starke Wut; Unfähigkeit, Wut zu kontrollieren;
9. dissoziative Symptome; stressabhängige paranoide Fantasien.

Emotional instabile Persönlichkeitsstörungen sind charakterisiert durch schwerwiegende Probleme von Impuls- und Affektregulation, die sich in rasch wechselnden Stimmungen, Gefühlen tiefer Leere oder explosiven aggressiven Durchbrüchen manifestieren können, sowie deutlichen Auffälligkeiten in der Gestaltung von Beziehungen, die häufig sehr intensiv, in der Regel aber auch sehr unbeständig ablaufen. Diese Symptomkonstellation kann bei stationären Behandlungen zu einer erheblichen Belastung von Mitpatienten und Stationspersonal führen, wodurch Patient und Symptomatik häufig in den Fokus der Aufmerksamkeit gelangen. Dies mag einer der Gründe dafür sein, dass emotional instabile Persönlichkeitsstörungen auch schon im Jugendalter keine seltene klinische Diagnose darstellen, während andere Formen von Persönlichkeitsstörungen, die mit weniger Dramatik verbunden sind, in der Regel nur dann diagnostiziert werden, wenn ein systematisches Screening, z. B. mit klinischen Interviews, durchgeführt wird.

Das klinische Bild einer emotional instabilen Persönlichkeitsstörung im Jugendalter ähnelt sehr stark demjenigen im Erwachsenenalter. In einer Phase, die für alle Jugendlichen mit der Suche nach ihrer eigenen Identität verbunden ist, fällt es ihnen bedeutend schwerer als ihren Altersgenossen, ein kohärentes und stabiles Bild von sich selbst zu entwickeln (Foelsch et al. 2008). Diese Identitätsstörung geht einher mit multiplen psychopathologischen Auffälligkeiten wie klinisch bedeutsamen Ängsten, Zeichen für posttraumatische Belastungsstörungen, dissoziativen Zuständen, Selbstverletzungen, depressiven Verstimmungen bis hin zu akuter Suizidalität und Alkohol- oder Substanzmissbrauch. Hochauffällig zeigt sich weiterhin eine mangelnde Fähigkeit zum Lösen von Problemen, die mit dem Einsatz von pathologischen Abwehrmechanismen wie Spaltung oder projektiver Identifizierung einhergeht (Kernberg et al. 2000).

Aus kognitiv-verhaltenstherapeutischer Sicht heraus entwickelte Linehan (1989) ein „affektives Vulnerabilitätskonzept" der Borderline-Persönlichkeitsstörungen, wonach die grundlegende Störung in einer dysfunktionalen Affektregulation liegt mit hoher Sensitivität gegenüber emotionalen Reizen, heftigen Reaktionen auch auf schwache Reize und einer verzögerten Rückkehr der Affektlage zum Ausgangsniveau. Pathogenetisch bedeutsam sollen die „invalidierenden Ursprungsfamilien" mit gehäuft auftretendem physischem und/oder sexuellem Missbrauch sein, in denen Kinder eine emotionale Fehlregulation entwickeln, sodass sie emotionale Erregungen weder richtig wahrnehmen noch steuern oder aushalten können.

Histrionische Persönlichkeitsstörung
Beispiel

Eine 14-jährige Patientin wurde ambulant von ihren Eltern vorgestellt, weil sie in ständige Konflikte mit Gleichaltrigen verwickelt sei, da sie sich immer und überall inszenieren würde, immer im Mittelpunkt stehen müsste und dabei die Bedürfnisse der anderen völlig ignorieren würde. Auf der anderen Seite sei sie sehr leicht zu beeinflussen. Das Mädchen war im Erstgespräch theatralisch und „unecht" und durch ihre Art sich zurecht zu machen, sich zu schminken und zu kleiden erschien sie deutlich älter und in vielen Bereichen wie eine „Als-ob-Persönlichkeit". Die Eltern berichteten über eine große Geltungssucht von klein auf und dass Äußerlichkeiten für sie eine überwertige Bedeutung hätten. Ferner wurden immer wiederkehrende Schwierigkeiten in Gruppen beschrieben (Schule, Konfirmationsunterricht, Sport), wo es zu den immer gleichen Klagen kam, nämlich, dass sie sich in den Vordergrund spiele und nicht aufhören könne Theater zu spielen und alle zu dominieren.
Die Auftritte in den ersten Behandlungsstunden (Gruppentherapie) waren eindrucksvoll: Die Patientin erzeugte eine extrem aufgeheizte Stimmung, durch eine kaum zu korrigierende Aufgeregtheit, durch „Storys" mit denen sie sofort die gesamte Gruppensitzung dominierte und alle Aufmerksamkeit theatralisch auf sich zog. Durch diese Aufgeregtheit war ein Arbeiten kaum möglich. Sofort hatte sie die Antipathie aller Gruppenteilnehmer auf sich gezogen, ohne es zu merken oder mit ihrem eigenen Verhalten in Zusammenhang zu bringen. Die entsprechenden Rückmeldungen der anderen Gruppenteilnehmer ließ die Stimmung wieder theatralisch überzogen ins andere Extrem kippen, da
nun sie das Opfer war, das von allen getröstet werden wollte.

Diagnosekriterien nach ICD-10

Mindestens 3 der folgenden Kriterien müssen erfüllt sein:

1. Dramatisierung bezüglich der eigenen Person, theatralisches Verhalten, übertriebener Ausdruck von Gefühlen;
2. Suggestibilität, leichte Beeinflussbarkeit durch andere Personen oder Umstände;
3. oberflächliche und labile Affektivität;
4. andauerndes Verlangen nach Aufregung, Anerkennung durch andere und Aktivitäten, bei denen die betreffende Person im Mittelpunkt der Aufmerksamkeit steht;
5. unangemessen verführerisch in Erscheinung und Verhalten;
6. übermäßiges Interesse an körperlicher Attraktivität.

Das zentrale Merkmal von Patienten mit einer histrionischen Persönlichkeitsstörung besteht in ihrem ruhelosen Versuch, die Aufmerksamkeit und Anerkennung anderer zu erlangen, wobei eine massive Selbstwertproblematik zu erkennen ist. Dramatische und unecht wirkende Gefühlsäußerungen sind häufig. Während die Beziehungspartner den Patienten als verführerisch, provozierend oder manipulierend erleben, fühlt er sich im eigenen Erleben von seinen Mitmenschen vernachlässigt und versucht, Aufmerksamkeit und Fürsorge geradezu zu erzwingen (Tress et al. 2002). So kommt es auch dazu, dass Geschlechtsstereotypien häufig übertrieben ausgefüllt werden und Mädchen und Frauen in ihrer Kontaktaufnahme übermäßig emotionalisierend und erotisierend auftreten, während bei Jungen und Männern ein „machohaftes" Verhalten mit Darstellung extremer Männlichkeit vorherrschen kann. Vergleichbar zu Borderline-Patienten zeigen histrionisch gestörte Patienten eine rasch wechselnde Affektivität und Unbeständigkeit in zwischenmenschlichen Beziehungen. Weitere gehäuft auftretende Komorbiditäten finden sich zur narzisstischen (DSM-Diagnose) und zur dissozialen Persönlichkeitsstörung (Herpertz u. Wenning 2002b).

Narzisstische Persönlichkeitsstörung

Diese ebenfalls zum Cluster B zählende Form der Persönlichkeitsstörung wird im DSM-III/IV, nicht jedoch in der ICD-10 aufgeführt, da diese Diagnose nach Einschätzung der Autoren der ICD-10 nur über eine begrenzte Reliabilität und Validität verfügen soll (wodurch sie sich jedoch nach neueren Erkenntnissen nicht grundlegend von anderen Persönlichkeitsstörungen unterscheidet). Aufgrund ihrer klinischen Relevanz soll diese Diagnose dennoch behandelt werden.

Beispiel

Ein knapp 17-jähriger Patient wurde von seinen Eltern ambulant vorgestellt, nachdem er zur Krisenintervention in einer kinder- und jugendpsychiatrischen Klinik vorgestellt worden war, da er zu Hause „völlig ausgerastet" sei, impulsiv sei und eine enorm leichte Kränkbarkeit zeigen würde. Der Patient selbst war im Erstkontakt extrem abweisend und wirkte arrogant, gab an, keine Hilfe zu benötigen, seine Eltern könnten ja zum Psychiater gehen, wenn diese ein Problem hätten. Des Weiteren erklärte er völlig realitätsfern, dass er dann eben, wenn ihn alle nervten, zu Hause ausziehen würde, das Jugendamt würde ihm schon ein Appartement bezahlen, das würde ihm ja schließlich zustehen.

Trotz des arroganten und entwertenden Auftretens des Jugendlichen äußerte er erstaunlicherweise, dass er einen erneuten Termin haben wolle, den er dann auch einhielt, jedoch als große Kränkung erlebte. Sein Auftritt im zweiten Gespräch war eine hasserfüllte Anklage mit dem Vorwurf, dass die Therapeutin wohl vorhabe, seine Persönlichkeit zu verändern oder ihn zu manipulieren, indem ihm seine Verletzbarkeit genommen werden solle, die ihn aber besonders machen würde und die er sich nicht nehmen lasse wolle. Er fühlte sich ext-

rem provoziert durch die ihm angebotene Hilfe, wo er doch in seiner narzisstischen Größenfantasie jegliche Hilfe verachtete. Als er auf seine Frage „Bilden Sie sich wirklich ein, dass ich Sie brauche?" mit der Gegenfrage konfrontiert wurde, was er selbst denn glaube, warum er noch mal gekommen sei, antwortete er außer sich vor Wut, dass er ja schließlich von seinen Eltern und der Therapeutin dazu gezwungen worden sei (was nicht stimmte).

In einem erneuten Termin, in dem er dann mitteilte, dass er sich zu einer Psychotherapie entschlossen habe, zeigte er sich offener, auch in seiner Verletzbarkeit und sprach ehrlich über seine leichte Kränkbarkeit. Er habe das Schuljahr nicht geschafft, was ihn zusätzlich massiv kränkte, er befürchtete Häme und Schadenfreude seiner Umgebung. Er berichtete ferner über eine eigene Gefühlskälte, die ihn selbst manchmal erschrecken würde, weil ihn Leid aus seiner Umgebung kalt lassen würde.

Um befürchtete Bloßstellungen zu vermeiden, mied er nahezu alle sozialen Kontakte, er versuchte keine neuen Herausforderungen einzugehen, um sich der befürchteten Scham zu entziehen, wenn er eventuell scheitern würde. Sein Leitaffekt in den ersten Kontakten war eine starke Gereiztheit (narzisstische Wut) und ein immer wieder auftretender starker Ärger.

Seine Schilderung von wichtigen Personen aus seinem Umfeld (Freunde, Geschwister) war geprägt von deutlichem Neid, den er aber im Umkehrschluss als Neid dieser Personen auf ihn darstellte. Alle würden eben merken, dass er so besonders sei, und würden ihn dafür beneiden, sie wären gerne so wie er. Dies sei auch der Grund, warum er sich von allen zurückziehen würde, die würden „ihm nichts bringen". Vonseiten der Schule wurde den Eltern berichtet, dass der Jugendliche hochmütig und arrogant auftreten würde, was die Lehrer oft sehr provoziere. Bei kleinster Kritik würde er aggressiv reagieren und den Unterricht verlassen.

Von den Eltern wurde angegeben, dass er immer schon leicht kränkbar gewesen sei. Auch seine Impulsivität sei ein Temperamentsmerkmal, das sich durch seine gesamte Kindheit gezogen hätte. Er würde das gesamte Familienklima vergiften, die Geschwister wären unterdessen durch die ständigen Entwertungen und Bös-

artigkeiten an einem Punkt, wo sie die Eltern drängen würden, ihn vor die Tür zu setzen. Jegliches Gespräch mit ihm würde in bitterstem Spott und Hohn enden, das Leid der Eltern darüber würde ihn auf erschreckende Art kalt lassen. Wenn er etwas erreichen wolle (z. B., dass ihn die Mutter mit dem Auto zu Verabredungen fahre) könne er sein Verhalten kurzfristig ändern, ohne jedoch eine Dankbarkeit dafür empfinden zu können, da ihm das ja schließlich zustünde.

Diagnosekriterien nach DSM-IV-TR (APA 2000; Saß et al. 2003)

Ein tief greifendes Muster von Großartigkeit (in Fantasie oder Verhalten), Bedürfnis nach Bewunderung und Mangel an Emphatie. Der Beginn liegt im frühen Erwachsenenalter und zeigt sich in verschiedenen Situationen.

Mindestens 5 der folgenden Kriterien müssen erfüllt sein:

1. hat ein grandioses Gefühl der eigenen Wichtigkeit (übertreibt z. B. die eigenen Leistungen und Talente; erwartet, ohne entsprechende Leistungen als überlegen anerkannt zu werden);
2. ist stark eingenommen von Fantasievorstellungen von grenzenlosem Erfolg, Macht, Glanz, Schönheit oder idealer Liebe;
3. glaubt von sich, „besonders" und einzigartig zu sein und nur von anderen besonderen Personen (oder Institutionen) verstanden zu werden oder nur mit diesen verkehren zu können;
4. verlangt nach übermäßiger Bewunderung;
5. legt ein Anspruchsdenken an den Tag, d. h. übertriebene Erwartungen an eine besonders bevorzugte Behandlung oder automatisches Eingehen seiner Umwelt auf die eigenen Erwartungen;
6. ist in zwischenmenschlichen Beziehungen ausbeuterisch, d. h. zieht Nutzen aus anderen, um eigene Ziele zu erreichen;
7. zeigt einen Mangel an Empathie: Ist nicht willens, die eigenen Gefühle oder Bedürfnis-

se anderer zu erkennen oder sich mit ihnen zu identifizieren;
8. ist häufig neidisch auf andere oder glaubt, andere seien neidisch auf ihn/sie;
9. zeigt arrogante, überhebliche Verhaltensweisen oder Handlungen.

2.5.3 Cluster C

Während bei den Cluster-B-Persönlichkeitsstörungen ein Übermaß an Verhaltensaktivierung zu erkennen ist, imponiert bei den Cluster-C-Störungen (anankastisch, ängstlich-vermeidend, abhängig) vor allem ein Übermaß an Verhaltenshemmung.

Schüchterne und gehemmte Kinder versuchen, soziale Interaktionen zu vermeiden. Dadurch haben sie weniger Möglichkeiten als ungehemmte Kinder, Erfahrungen mit fremden Menschen zu machen, wodurch ihre soziale Kompetenz sich nicht weiterentwickeln kann, was in einem sich negativ verstärkenden Circulus vitiosus ihre Schüchternheit weiter verstärkt. Dieses Übermaß an Vermeidungsverhalten in Konfrontation mit subjektiv erlebter Bedrohung ist ein zentrales Kennzeichen der Cluster-C-Persönlichkeitsstörungen. Die Welt wird als bedrohlich erlebt, und um die dadurch immer wiederkehrende Angst zu binden, werden unflexible und rigide Strategien eingesetzt: zwanghafte Verhaltensweisen (anankastische Persönlichkeitsstörungen), ausgeprägtes Vermeidungsverhalten (ängstlich-vermeidende Persönlichkeitsstörungen) oder ein sich Anklammern an als stark erlebte andere Personen (dependente Persönlichkeitsstörungen).

Anankastische Persönlichkeitsstörung
Beispiel

Ein 15-jähriger Patient wurde von seinen Eltern vorgestellt, da er ein massiv zwanghaftes Verhalten zeige, die gesamte Familie mit seiner Sturheit tyrannisiere und wenig flexibel sei. Er könne nicht spontan sein, schnelle Entscheidungen seien ihm zutiefst zuwider, sein Perfektionismus würde ihn in der Schule sowie unter Gleichaltrigen zum Außenseiter machen. In der Untersuchung wirkte er freudlos und scheu, aber auch kalt und distanziert. Das Leid der Eltern schien ihn völlig kalt zu lassen. Er gab an, sein Leben in einer strengen Ordnung zu führen, alles haarklein zu planen, um vorsichtig zu sein und keine Fehler zu machen. Die Eltern ergänzten, dass er vor lauter Planen oft nicht dazu käme, die geplanten Dinge auszuführen oder fertigzustellen. So könne er sich minutiös damit beschäftigen, sich mit einem Freund zu verabreden, könne dann aber das Telefonat, um sich zu verabreden, nicht führen, vor lauter Angst einen Fehler zu machen oder eine Abfuhr zu erhalten. Jegliche Einflussnahme der Eltern, vor allem der Mutter, würde mit Eigensinn beantwortet, die gesamte Familie habe sich seinen Vorstellungen unterzuordnen. Diese Eigenart des Jungen würde schon seit Jahren bestehen, habe sich aber im vergangenen Jahr deutlich verstärkt. So habe man auf ihn als Kind noch Einfluss nehmen können, wenn auch mit viel Mühe, aber nun sei er in seinem Wesen fast nicht mehr veränderbar. Von Freuden habe er sich völlig zurückgezogen, da er mit ihnen und diese mit ihm nichts mehr anzufangen wüssten. Von den Eltern wurde berichtet, dass zwei Cousins des Jungen an einer schweren Zwangstörung litten.

Eine Diagnostik zum Ausschluss eines Asperger-Syndroms ergab lediglich Auffälligkeiten in der sozialen Interaktion. Die Kriterien einer Störung aus dem Autismus-Spektrum waren nicht erfüllt.

Diagnosekriterien nach ICD-10

Mindestens 3 der folgenden Merkmale müssen erfüllt sein:

1. übermäßiger Zweifel und Vorsicht;
2. ständige Beschäftigung mit Details, Regeln, Listen, Ordnung, Organisation oder Plänen;
3. Perfektionismus, der die Fertigstellung von Aufgaben behindert;
4. übermäßige Gewissenhaftigkeit, Skrupelhaftigkeit und unverhältnismäßige Leistungsbezogenheit unter Vernachlässigung von Vergnügen und zwischenmenschlichen Beziehungen;
5. übermäßige Pedanterie und Befolgung von Konventionen;
6. Rigidität und Eigensinn;
7. unbegründetes Bestehen auf der Unterordnung anderer unter eigene Gewohnheiten oder unbegründetes Zögern, Aufgaben zu delegieren;
8. Andrängen beharrlicher und unerwünschter Gedanken oder Impulse.

Patienten mit anankastischen Persönlichkeitsstörungen erleben ihre Umwelt als unverbindlich und unzuverlässig und damit als bedrohlich. Zum Selbstschutz und zur eigenen Selbstwertregulation versuchen sie Ordnung in die von ihnen erlebte Unordnung zu bringen, in dem sie so viel Kontrolle wie möglich versuchen auszuüben. Von anderen werden sie als eigensinnig, dominant und rechthaberisch wahrgenommen, wodurch die Tendenz entsteht, sich von ihnen zurückzuziehen. Dies wird wiederum von den Patienten als Ablehnung wahrgenommen, wodurch das Kontrollbedürfnis weiter verstärkt wird (Tress et al. 2002).

Ein überkontrollierender und bestrafender Erziehungsstil wird als ätiopathogenetischer Faktor gesehen (Millon u. Davis 1996), wodurch Autonomiebestrebungen und die Suche nach einer eigenen Identität durch Kritik und Ermahnungen vonseiten der primären Bezugspersonen erschwert und verhindert werden. Eigene Wünsche und Impulse werden als schuldhaft erlebt und unterdrückt und vorgegebene Normen werden bedingungslos übernommen.

Ängstlich-vermeidende Persönlichkeitsstörung

Beispiel

Ein 17-jähriger Patient wurde ambulant vorgestellt, da er seit 1 Jahr die Schule nicht mehr besuchen würde und jegliche Versuche es zu versuchen in „einer Katastrophe" enden würden. So bekäme er dann Schweißausbrüche,

Herzrasen und ein Gefühl zu sterben. Vorausgegangen sei ein Umzug aus einer anderen Stadt und somit ein Schulwechsel in die 11. Klasse eines Oberstufengymnasiums am neuen Wohnort. Er sei ein guter Schüler, aber immer schon sehr isoliert gewesen. Immer schon habe er das Gefühl gehabt, weniger wert zu sein als andere, deren Ansprüchen nicht zu genügen und diese zu langweilen. Zu den Gesprächen erschien der Patient gehetzt und nass geschwitzt, er wirkte extrem angespannt und voller Furcht. Obwohl er ein überdurchschnittlich gut aussehender, gepflegter Jugendlicher ist, war er sehr unsicher und hatte das Gefühl, dass alle ihn anschauten, weil an ihm etwas nicht stimme. Ständig betonte er mit tiefer Überzeugung seine Minderwertigkeit anderen gegenüber und die Angst, bei anderen nicht gut anzukommen. Die Wege in die Praxis machte er zu Fuß aus Angst, er könne in der U-Bahn kontrolliert werden und sein U-Bahn-Ticket nicht finden. Schon die Vorstellung dieser Situation versetzte ihn in tiefe Beunruhigung. Sein Leben war geprägt von der Angst kritisiert oder nicht gemocht zu werden. Im Sportverein, den er nach einiger Zeit wieder besuchte, war er sich sicher, dass keiner ihn mochte und er floh nach jedem Training geradezu, um keine sozialen Kontakte eingehen zu müssen. Nachdem er nach einiger Zeit die Schule wieder besuchte (durch Medikamente unterstützt) konnte er auch dort keinerlei soziale Kontakte knüpfen und erklärt dies eloquent mit den kompliziertesten Beweisen, dass er den anderen nicht trauen könne und diese ihn nicht mögen würden. Er isolierte sich extrem und konnte Beziehungsangebote der anderen Mitschüler nicht annehmen, da er voller Angst war, durch diese kritisiert oder abgelehnt zu werden.

Diagnosekriterien nach ICD-10

Mindestens 3 der folgenden Merkmale müssen erfüllt sein:

1. andauernde und umfassende Gefühle von Anspannung und Besorgtheit;
2. Überzeugung, selbst sozial unbeholfen, unattraktiv und minderwertig im Vergleich mit anderen zu sein;
3. ausgeprägte Sorge, in sozialen Situationen kritisiert oder abgelehnt zu werden;
4. Abneigung, sich auf persönliche Kontakte einzulassen, wenn keine ausreichende Sicherheit da ist, gemocht zu werden;
5. eingeschränkter Lebensstil wegen des Bedürfnisses nach körperlicher Sicherheit;
6. Vermeidung sozialer oder beruflicher Aktivitäten, die zwischenmenschliche Kontakte voraussetzen, aus Furcht vor Kritik, Missbilligung oder Ablehnung.

Gekennzeichnet ist dieses Störungsbild durch andauernde Gefühle von Anspannung und Besorgtheit, Unsicherheit und Minderwertigkeit. Der Sehnsucht nach Zuneigung und Akzeptiertwerden steht die Angst vor Zurückweisung und Kritik gegenüber, woraus sich ein immer weiter zunehmendes Vermeidungsverhalten zur Angstreduktion entwickelt. Im Kindes- und Jugendalter wird die Diagnose einer ängstlich-vermeidenden Persönlichkeitsstörung nur sehr zurückhaltend gestellt, weil Schüchternheit und Vermeidungsverhalten in der kindlichen Entwicklung normale und vorübergehende Phänomene sein können.

Bedeutsam für die Entstehung dieses Störungsbildes scheinen neben dispositionellen Faktoren (Temperamentsmerkmale, die mit Schüchternheit und übermäßiger Ängstlichkeit einhergehen) gestörte Bindungsmuster und ein eher überprotektiver Erziehungsstil der primären Bezugspersonen zu sein. Als weiterer pathogener Faktor wird eine von den Eltern forcierte Autonomieentwicklung diskutiert, die zu einer massiven kognitiven und affektiven Überforderung führt mit daraus sich ableitender Selbstunsicherheit und einer übersteigerten Empfindlichkeit für Kritik (Langenbach et al. 2002)

Abhängige (dependente) Persönlichkeitsstörung
Beispiel

Eine 17-jährige Jugendliche stellte sich in der ambulanten Sprechstunde vor, da sie mit ihrem Leben überhaupt nicht zurechtkäme. Sie sei verwirrt und durcheinander, habe in ihrem Leben immer alles dafür getan, die Dinge, die gut für sie seien zu zerstören und so selbst dazu beigetragen, dass ihr Leben in eine Sackgasse geraten sei. Sie würde seit einem halben Jahr mit einem Mann zusammenleben, der ihr „Traummann" sei, habe diesen aber so enttäuscht, dass auch er sie unterdessen schlecht behandeln würde. Sie habe die Schule abgebrochen und würde nun eine Ausbildung machen, obwohl sie eigentlich immer Abitur hätte machen wollen. Die Patientin war in der Untersuchungssituation sehr scheu, still und farblos. Sie sei immer ein scheues Kind gewesen, habe Angst vor vielen Menschen, traue sich nicht zu, in der Schule (auch Berufsschule) vor der Klasse zu reden. Sie würde dann rot werden und wäre am liebsten allein. Andererseits sei sie jedoch völlig abhängig von anderen Menschen und würde sich alleine nichts zutrauen.

Die Mutter berichtete über immer schon bestehende massive Trennungsängste und die Angst des Kindes, aus dem Kindergarten nicht mehr abgeholt zu werden. Sie habe sich schlecht selbst beschäftigen können und immer die Anwesenheit anderer gebraucht. Das Verhältnis zu ihrem Freund beschrieb die Jugendliche selbst als unterwürfige „Demut für Liebe". Sie wünsche einerseits totale Nähe zu anderen Menschen, sei jedoch von dieser wiederum bedroht. Lediglich ihren Freund hielt sie in symbiotischer Nähe an sich gebunden und sie konnte nicht spüren, wie sehr sie ihm damit auf die Nerven ging und er ihr deshalb drohte, sie zu verlassen.

Die Patientin zeigte deutliche Schwierigkeiten alltägliche Entscheidungen allein zu treffen, sie brauchte ständig den Rat und die Bestätigung anderer dafür. Ferner wollte sie, dass ihr Freund oder ihre Mutter die Verantwortung für wichtige Lebensbereiche ihres Lebens übernahmen. Sie hatte große Schwierigkeiten anderen Menschen gegenüber ihre Meinung zu vertreten aus Angst, deren Zustimmung und Unterstützung zu verlieren. Sobald sie allein war, fühlte sie sich hilflos und unwohl, mit übertriebener Angst, sich nicht mehr alleine versorgen zu können, sie musste dann bis zu 20-mal nacheinander ihren Freund über Handy anru-

fen, obwohl sie wusste und kognitiv in der Lage war zu erkennen, dass dieser davon stark belästigt war und drohte, sie deshalb immer mehr zurückzustoßen. Besonders auffällig war ihre masochistische Unterwerfung, was bereits in Anteilen zu einer sadomasochistischen Beziehung, auch im sexuellen Bereich, mit ihrem Freund geführt hatte.

Diagnosekriterien nach ICD-10

Mindestens 3 der folgenden Merkmale müssen erfüllt sein:

1. bei den meisten Lebensentscheidungen wird an die Hilfe anderer appelliert oder die Entscheidung wird anderen überlassen;
2. Unterordnung eigener Bedürfnisse unter die anderer Personen, zu denen eine Abhängigkeit besteht, und unverhältnismäßige Nachgiebigkeit gegenüber den Wünschen anderer
3. mangelnde Bereitschaft zur Äußerung angemessener Ansprüche gegenüber Personen, zu denen eine Abhängigkeit besteht;
4. unbehagliches Gefühl beim Alleinsein aus übertriebener Angst, nicht für sich alleine Sorgen zu können;
5. häufige Angst, von einer Person verlassen zu werden, zu der eine enge Beziehung besteht, und auf sich selbst angewiesen zu sein;
6. eingeschränkte Fähigkeit, Alltagsentscheidungen zu treffen ohne ein hohes Maß an Ratschlägen und Bestätigung von anderen.

Diese Form der Persönlichkeitsstörung wurde erst 1993 in die ICD-10 als eigenständige Diagnose aufgenommen. Sie charakterisiert Menschen, die sich hilflos und inkompetent fühlen, ihr eigenes Leben nicht glauben selbst meistern zu können und sich deshalb auf die Unterstützung anderer angewiesen sehen. Häufig werden Bindungen an einen starken und schutzgebenden Partner gesucht, die nur aufgegeben werden können, wenn ein anderer „Beschützer" bereitsteht. Es sind Ähnlichkeiten zu erkennen zu dem von Winnicott beschriebenen Konzept des „falschen

Selbst", d. h. eigene Wünsche und Bedürfnisse werden nicht wahrgenommen und stattdessen richtet sich der Betroffene an den Wünschen seiner Mitmenschen aus, um Beziehung nicht zu gefährden. Falls doch einmal eigene Wünsche in die Beziehung eingebracht werden, geschieht dies auf eine verdeckte und manchmal passiv-aggressive Art und Weise, die beim Beziehungspartner in der Gegenübertragung Gefühle von Ärger auslöst.

Die Diagnose einer dependenten Persönlichkeitsstörung wird im Kindes- und Jugendalter nur sehr selten gestellt, da Kinder und Jugendliche aufgrund ihres Entwicklungsniveaus noch grundlegend auf Unterstützung durch Erwachsene angewiesen sind und die Differenzierung zwischen dem altersgemäßen Wunsch nach Unterstützung und einer tief greifenden Störung der eigenen Autonomiebestrebungen noch schwierig erscheint.

Kombinierte und andere Persönlichkeitsstörungen

Bei dieser Diagnose handelt es sich um eine Restkategorie, die vorgesehen ist für die Klassifikation von Persönlichkeitsstörungen,

> die häufig zu Beeinträchtigungen führen, aber nicht die spezifischen Symptombilder der in F60 beschriebenen Störungen aufweisen (ICD-10 2005, S. 233)

Es geht dabei um eine Kombination von Merkmalen verschiedener Persönlichkeitsstörungen, ohne dass die Kriterien für eine einzelne Störung voll erfüllt wären. Nicht verwendet werden sollte diese Kategorie, wenn die Kriterien für verschiedene Arten von Persönlichkeitsstörungen zutreffen. In diesem Fall wird von einer Komorbidität ausgegangen und alle einzelnen Störungen werden aufgeführt.

2.6 Ausschlussdiagnostik

Im Klassifikationssystem ICD-10 ist bei den allgemeinen Diagnosekriterien für Persönlichkeitsstörungen festgehalten, dass eine Diagnose nur gestellt werden darf, falls die beschriebenen Auffälligkeiten „nicht direkt auf eine Hirnschädigung oder -krankheit oder auf eine andere psychiatrische Störung zurückzuführen sind" (ICD-10 2005, S. 227). Nach dieser Vorschrift handelt es sich bei der Diagnose einer Persönlichkeitsstörung streng genommen um eine Ausschlussdiagnose.

❶ Eine ausführliche kinder- und jugendpsychiatrische sowie (bei begründetem Verdacht) eine neuropädiatrische Untersuchung ist also dringend erforderlich, um auszuschließen, dass die beobachteten Auffälligkeiten besser durch andere Störungen erklärt werden können

Was ist erklärbar?: Ätiologie und Entwicklungspsychopathologie

3.1 Biologische Faktoren (Neurobiologie, Genetik)

Es gibt bisher kaum Versuche, die Heritabilität von Persönlichkeitsstörungen zu erfassen. Eine Studie von Torgersen et al. (2000) an 92 monozygoten und 129 dizygoten Zwillingen brachte uneinheitliche Befunde, die wohl zu einem bedeutsamen Teil auf die kleine Stichprobe und die starke Überlappung der Persönlichkeitsstörungen zurückgeführt werden müssen. Die durchschnittliche Heritabilität aller Persönlichkeitsstörungen lag bei 0,60, wobei allerdings starke Schwankungen zwischen einer hohen Heritabilität der narzisstischen (0,79) und zwanghaften (0,78) Persönlichkeitsstörungen und einer niedrigen Heritabilität der paranoiden (0,28), selbstunsicher-vermeidenden (0,28) und schizoiden (0,29) Persönlichkeitsstörungen zu beobachten waren (Die Heritabilitätsschätzung für die Borderline-Persönlichkeitsstörung lag in dieser Studie bei 0,57).

Ein Versuch, genetische Einflüsse bei beginnenden Persönlichkeitsstörungen im Kindes- und Jugendalter zu erfassen, führte zu hohen Heritabilitätsschätzungen von 0,50–0,81 (Coolidge et al. 2001), wobei solche Schätzungen bei den in diesem Altersbereich bekanntermaßen großen Schwierigkeiten der genauen Beschreibung des Phänotyps mit großem Vorbehalt betrachtet werden müssen. Vor allem zeigen die Erfahrungen der letzten Jahre, dass die Ergebnisse von molekularbiologischen und genetischen Studien häufig nicht repliziert werden können und sehr anfällig für Stichprobenunterschiede sind.

Weiterhin ist zu beachten, dass genetische Faktoren zwar die Ausbildung grundlegender Reaktionsmuster bestimmen, ohne dass daraus aber die starren Reaktionsmuster, wie sie für Persönlichkeitsstörungen typisch sind, direkt ableitbar wären. Vielmehr zeigen die Ergebnisse der modernen Neurobiologie immer deutlicher, dass genetische Einflüsse auf die konstitutionelle Entwicklung eines Menschen nicht unabhängig gesehen werden können von den Lebensbedingungen, unter denen ein Mensch aufwächst. Biologische Prädispositionen können deshalb nicht als eindimensionale Folge einer genetischen Ausstattung gesehen werden, sondern stellen sich bei genauerer Analyse als das Ergebnis eines Interaktionsprozesses dar, der zwischen Genetik und Umwelteinflüssen abläuft und sich als neurobiologische Struktur manifestiert (die auch weiterhin plastisch bleibt).

Livesley et al. (1993) untersuchten die dimensionale Struktur von Persönlichkeitsstörungen und beschreiben als Ergebnis verschiedener Faktorenanalysen eine vierdimensionale Struktur mit den Faktoren emotionale Dysregulation, dissoziales Verhalten, Gehemmtheit und Zwanghaftigkeit, die wiederum aus einer größeren Zahl von 18 Primärdimensionen zusammengesetzt sind. Der Globalfaktor emotionale Dysregulation weist z. B. eine Heritabilitätsschätzung von 0,53 auf, die Erblichkeitsschätzungen für die Primärdimensionen dieses Faktors schwanken alle um 0,50 (Zwillingsstudie von Jang et al. 1996a):

- Ängstlichkeit 0,44
- Unterwürfigkeit 0,45
- Vermeidungsverhalten 0,53
- Identitätsprobleme 0,51
- Bindungsunsicherheit 0,48
- Affektlabilität 0,45
- kognitive Dysregulation 0,49
- Aufsässigkeit 0,46

Die vergleichsweise höchsten Heritabilitätsschätzungen fanden sich für die Merkmale Gefühllosigkeit (56%) und antisoziales Verhalten (56%) (Jang et al. 2001).

Damit weisen diese Strukturmerkmale von Persönlichkeitsstörungen ähnliche Heritabilitätswerte auf wie grundlegende Persönlichkeitsmerkmale, deren Erblichkeit in der Regel zwischen 40% und 60% liegen (abhängig vom untersuchten Merkmal und der untersuchten Population). Die Heritabilitätsschätzungen der

Big-Five-Persönlichkeitsfaktoren werden mit 0,37–0,55 benannt (Jang et al. 1996b), bei den Temperamentsmerkmalen Neugierverhalten, Schadensvermeidung und Belohnungsabhängigkeit bewegen sie sich zwischen 0,37 und 0,44 (Stallings et al. 1999).

Molekularbiologische Untersuchungen zum Zusammenhang von einzelnen Genpolymorphismen zu Persönlichkeitsmerkmalen sind vor allem durch das psychobiologische Persönlichkeitsmodell von Cloninger angeregt worden, das explizite Vorhersagen zum Zusammenhang von Neurotransmittersystemen und Persönlichkeitsmerkmalen macht (Cloninger et al. 1993). Die bisherigen Ergebnisse sind allerdings uneinheitlich. So fanden sich wiederholt Zusammenhänge zwischen stark ausgeprägtem Neugierverhalten und der langen Form des Dopamin-D4-Rezeptor-Allels DRD4, aber ebenfalls eine Reihe von Studien, die diesen Zusammenhang nicht finden konnten. Auch die in einigen Untersuchungen beschriebenen Zusammenhänge zwischen dem kurzen Allel des Serotonin-Transporter-Promoter-Polymorphismus 5-HTTLPR und einer erhöhten Ausprägung der Temperamentsmerkmale Schadensvermeidung (TCI) bzw. Neurotizismus (NEO-PI-R) konnten in anderen Studien nicht gefunden werden (Überblick bei Jang et al. 2001). Es stellt sich die Frage, ob diese Schwierigkeiten in der Replikation von Befunden auf eine Heterogenität der untersuchten Populationen oder auf Fehler in den zugrunde liegenden Modellen zurückgeführt werden können.

Weitere neurobiologische Zusammenhänge sind vor allem für die Borderline-Persönlichkeitsstörung und die dissoziale Persönlichkeitsstörung beschrieben worden, die sowohl neuroanatomische, neurochemische und psychophysiologische Befunde als auch Ergebnisse aus funktioneller Bildgebung umfassen.

Bei Kindern und Jugendlichen ist der Zusammenhang von erniedrigter autonomer Erregung und Störungen des Sozialverhaltens einer der stabilsten neurobiologischen Befunde (Schmeck u. Poustka 2000; Herpertz et al. 2003; Ortiz u. Raine 2004), der auch beim Übergang in eine dissoziale Persönlichkeitsstörung im Erwachsenenalter bestehen bleibt. Herpertz et al. (2001) beschreiben eine verminderte autonome Reagibilität bei erwachsenen Straftätern mit dem Merkmal „Psychopathy". Es wird angenommen, dass dieser Befund die biologische Grundlage für die Beobachtung ist, dass es Menschen mit antisozialen Persönlichkeitsstrukturen so schwer fällt, aus Fehlern zu lernen, da sie aufgrund ihrer vegetativen Hyporeagibilität nicht ausreichend Angst erleben können (verminderte konditionierte Angstreaktion). Wenn der Zustand der Hyporeagibilität als aversiv erlebt wird, könnte dies die häufig ausgeprägte Suche nach starken Reizen erklären.

Affektive Instabilität ist eines der zentralen Charakteristika der emotional-instabilen Persönlichkeitsstörung. Die Ergebnisse von Studien, in denen funktionelle Bildgebung eingesetzt wurde, zeigen gehäuft Dysfunktionen in neuronalen Netzwerken, die eine Verbindung zwischen kortikalen Bereichen und dem limbischen System darstellen. So fanden Herpertz et al. (2001) bei Patienten mit emotional-instabiler Persönlichkeitsstörung im Vergleich zu Kontrollpersonen eine erhöhte Aktivierung der Amygdala (also desjenigen Hirnzentrums, das am engsten mit der Verarbeitung der affektiven Bedeutung von Reizen verbunden ist), wenn diese Bilder mit negativem Bedeutungsgehalt betrachteten.

3.2 Psychologische Faktoren

Da bei einem Teil der Persönlichkeitsstörungen die Affektregulation als eines der zentralen Probleme beschrieben ist, kommt der Affektforschung für die Entstehung einer Reihe von Persönlichkeitsstörungen eine wesentliche Bedeutung zu.

In den ersten 6 Monaten entwickeln Säuglinge Primäraffekte wie Freude (Zufriedenheit),

Interesse (Überraschung), Trauer (Wut), Ekel (Angst), die entsprechenden inneren Repräsentanzen werden aber noch unspezifisch als Behagen oder Unbehagen erlebt. Die Spezifizierung erfolgt über die affektive Reaktion des Sozialpartners (Krause 2004).

Säuglinge können sehr viel früher die Emotionen ihrer Bindungspartner wahrnehmen als ihre eigenen (Krause 2004). Laut ihm sind die affektiven Austauschprozesse zwischen Säugling und Bezugsperson in etwa folgendermaßen aufgeschlüsselt:

- Ein Drittel der Varianz der emotionalen Reaktion stammt vom Partner
- Ein Drittel stammt aus dem Innenbereich des Affektproduzenten
- Ein Drittel stammt aus der sozialen Situationsdefinition (handelt es sich z. B. um eine Liebes- oder Streitsituation)

Auch Fonagy u. Target (1996) gehen davon aus, dass die Spezifität des inneren Erlebens eines Kleinkindes dadurch geprägt wird, wie die Bezugsperson auf seine Emotionen reagiert.

Die kognitive Verarbeitungsfähigkeit eines Menschen bestimmt, welche Ereignisse Emotionen auslösen können. Man muss davon ausgehen, dass emotionale „Notfallreaktionen" (Krause 2004) umso häufiger sind, je niedriger die Verarbeitungsfähigkeit ist. Daher haben Kinder, deren Mütter nicht in der Lage sind, in protektivem Sinne ihre emotionalen Zustände zu entschlüsseln und aufzufangen, fortlaufend gravierende emotionale Zustände (Krause 2004). Eine entscheidende Frage der seelischen Gesundheit ist also die Frage, ob und inwieweit die emotionale Matrix der Erwachsenen – speziell der Mütter – funktioniert (Krause 2004).

Laut Emde (1992) scheint eine wechselseitige Auslösung von kreisförmigen Freude-Reaktionen einer der ersten emotionalen Lernprozesse von Säuglingen zu sein und zum Aufbau des „Urvertrauens" zu führen. In gut verlaufenden Mutter-Kind-Interaktionen sind diese Freude-Zirkel bis zu 30.000-mal in den ersten 6 Lebensmonaten zu beobachten, sodass nach Emde (1992) die frühe affektive Entwicklung normalerweise in einen sehr hohen „Freude-Interaktionszirkel" eingebunden ist. Dies geschieht nur, wenn sowohl Mutter als auch Kind in der Lage sind, diese Interaktionsepisoden innerlich zu verstehen, zu interpretieren und auf sich wirken lassen zu können.

Selbstrepräsentanz würde dann demzufolge der Niederschlag der Signalwirkung der mütterlichen Affekte plus die Antwort des Kindes darauf sein (Krause 1993). Diese Freude-Reaktionen würden sich also in das Kind als emotionale Erfahrung einbauen, ein geliebtes Wesen zu sein. Dementsprechend würden massive affektive Interaktionen zwischen Mutter und Kind, die in erster Linie negativ sind wie Ekel, Wut, Trauer, Verachtung und Angst, im Kind die Selbstrepräsentanz hinterlassen, die diese Attribute zuschreibt (Fonagy u. Target 2002).

Die hohe Stabilität und die häufige Wiederholung dieser Prozesse ist das, was Malatesta (1990) „emotionale Lebensdrehbücher" genannt hat (zit. nach Krause 2006).

Der Begriff des „social referencing" beschreibt, dass sowohl die Wahrnehmung der Objekte als auch des Selbst maßgeblich dadurch bestimmt wird, was die Bezugsperson vorgibt. Kleinkinder ziehen die affektiven Informationen also aus den Reaktionsweisen der Bezugsperson und wenden sie dann auch auf andere Objekte an. Das bekannteste Beispiel des „social referencing" ist folgendes: Ein Kind wird auf eine Glasplatte gesetzt, die einen Abgrund abdeckt, am Ende der Glasplatte und somit des vermeintlichen Abgrundes steht die Mutter. Das Kind überquert diesen „Abgrund" nur, wenn die Mutter auf der anderen Seite aufmunternd zulächelt, nicht, wenn die Mutter ängstlich schaut.

Es wird davon ausgegangen, dass alles Lernen, auch das kognitive, von Anfang an von heftigen emotionalen Prozessen begleitet, wenn nicht sogar gesteuert, wird und dass die meisten dieser Prozesse dyadischer Natur sind, in dem Sinne, dass Kind und Eltern gemeinsam die emotionale Regulation anstreben. (Krause 2004). Die Emotionsentwicklung der ersten 3 Jahre ist die Entwicklung von der dyadischen Regulation der Emotionen zur Selbstregulation der Emotionen.

Bei der Affektregulierung ist es nicht wichtig, dass die Gefühle der Mütter und der Kinder identisch sind. Wenn das Kind übererregt ist und die Mutter sich von dieser Erregung „anstecken" lässt, ist eine Regulierung durch sie nicht mehr gewährleistet. Die Antwort der Bezugsperson muss also hinreichend verschieden sein zu den Emotionen des Kindes, da sonst eine Selbst-Objekt-Differenzierung zwischen Mutter und Kind behindert werden kann. Emotionale Ansteckung im Freude-Bereich ist von Vorteil, im Bereich der negativen Emotionen jedoch nicht (Krause 2004).

Eine höhere Form der emotionalen Regulierung ist es nicht nur negative Emotionen wie Wut, Ärger, Angst oder Trauer zu verhindern, sondern das Kind mit psychischen Möglichkeiten zu versehen, mit diesen negativen Emotionen umzugehen. Dies geschieht hauptsächlich durch das Mobilisieren von komplementären Emotionen wie z. B. Mut als Mittel gegen Angst, Hoffnung gegen Trauer, Gelassenheit gegen Ärger, Liebe gegen Ekel.

Deshalb ist für die Emotionsentwicklung eine feinfühlige Bezugsperson von hoher Bedeutung, welche die Fähigkeit besitzen sollte, die inneren Zustände des Säuglings adäquat wahrzunehmen und in verarbeiteter Form zurückzuspiegeln (Fonagy u. Target 1996). Gelingt dies der Bezugsperson, bekommt der Säugling auf diese Weise eine Hilfestellung bei der Interpretation seiner eigenen inneren Zustände und kann über die Verinnerlichung dieser gespiegelten Emotionen zunehmend sicherer werden in der Wahrnehmung und (später auch Benennung) seiner affektiven Zustände (Fonagy u. Target 1996). Wenn Bezugspersonen die inneren Zustände des Kindes nicht adäquat wahrnehmen oder seine negativen Affekte nicht ertragen können, kommt es zu einer Spiegelung anderer Affekte, als sie dem gegenwärtigen inneren Zustand des Säuglings entsprechen. Geschieht dies oft, entsteht eine zunehmende Verwirrung beim Kind und seine Fähigkeit, eigene Emotionen wahrnehmen zu können, wird nachhaltig beeinträchtigt. Nach Sroufe (1996) lässt sich der Prozess der Entwicklung der Affektregulation am besten als Bewegung von der interpsychischen Emotionsregulation (vor allem in der dyadischen Interaktion mit der Mutter) hin zur intrapsychischen Regulation vom Emotionen, also der Selbstregulation, beschreiben.

❗ Anders als bei der Wahrnehmung von Gefühlszuständen, für die eine kontingente Spiegelung durch die Bezugsperson von hoher Bedeutung ist, ist es für die Regulierung von Affekten wichtig, dass die Gefühle von Kind und Bezugsperson nicht identisch sein müssen. Für ein übererregtes Kind ist es z. B. von Bedeutung, dass eine Bezugsperson dem Kind signalisiert, dass sie seine hohe Erregung zwar wahrnimmt, aber mit Ruhe darauf reagiert und sich nicht von der Erregung anstecken lässt. Über diese beruhigende Reaktion der Bezugsperson ist auch für den Säugling eine Herunterregulierung seines eigenen inneren Erregungszustands möglich. Durch eine hinreichend verschiedene emotionale Antwort der Bezugsperson wird auch die Fähigkeit des Kindes zur Selbst-Objekt-Differenzierung unterstützt (Krause 2004)

Krause, der sich über viele Jahre hinweg mit der Entwicklung von Affekten und affektiven Austauschprozessen beschäftigt hat, gibt ein Beispiel dafür, wie sich eine gestörte Interaktion zwischen Bezugsperson und Kind entwickeln kann, die es dem Kleinkind erschwert, seine eigenen affektiven Zustände adäquat wahrnehmen zu können (Krause 2004):

Beispiel

Ein Kind wird vorübergehend von seiner Mutter getrennt. Beim Wiedersehen ist das Kind weinerlich, die Mutter nimmt diesen Affekt jedoch nicht auf, weil sie ihn nur schlecht oder gar nicht ertragen kann. Stattdessen versucht sie, ihr Kind durch das Spiel „Hoppe-Hoppe-Reiter" abzulenken, bis es juchzt. Sobald diese Überstimulation nachlässt und sich das Spiel beruhigt, fängt das Kind wieder an weinerlich zu sein, da sein ursprünglicher, durch die Trennung von seiner Mutter entstandener Affekt noch vorhanden ist. Sofort beginnt die Mutter wieder mit ihrem Ablenkspiel und führt es solange weiter, bis ihr Kind wieder lachen „muss", da dies der Mutter als Affekt mehr entgegenkommt, obwohl dieses aufgezwungene Lachen nichts mit dem eigentlichen Affekt des Kindes zu tun hat. Aus dem wiederholten Erleben vergleichbarer Situationen kann eine emotionale Verwirrung entstehen, da das Kind seinen eigenen Affekten wie Trauer, Wut oder Angst nicht trauen kann, wenn die Spiegelung der Bezugsperson einen völlig anderen Affekt vermittelt.

Die bei Erwachsenen beschrieben Dysfunktionen in neuronalen Netzwerken in der Verbindung zwischen kortikalen Bereichen und dem limbischen System (s. oben) können als entwicklungspsychopathologisches Endprodukt der Kombination aus einer biologischen Vulnerabilität und wiederholt erfahrener mangelnder Kontingenz zwischen der Selbstwahrnehmung von Affekten und der Spiegelung durch bedeutsame andere Personen gesehen werden.

Fonagy geht davon aus, dass auch für die Entwicklung von anderen strukturellen Kompetenzen wie der Selbstwertregulation oder der Fähigkeit zur Ausbildung stabiler Bindungen (welche bei Patienten mit schweren Persönlichkeitsstörungen in der Regel deutlich beeinträchtigt sind) der affektive Austausch mit einer feinfühligen Bezugsperson unabdingbar ist (Fonagy et al. 2004). Zu beachten ist allerdings, dass die Ausbildung dieser Strukturmerkmale auch von Variablen des Kindes beeinflusst werden. So

konnte die Arbeitsgruppe des Bindungsforschers Grossmann zeigen, dass unruhige und irritierbare Säuglinge, die viel weinen und schlecht zu trösten sind, mit höherer Wahrscheinlichkeit unsicher gebunden sind. Leicht irritierbare Säuglinge entwickelten unsichere Bindungen zu ihren Müttern, auch wenn diese selbst sicher gebunden waren, ein gutes Beziehungsverhalten zeigten und sich in ihrer Feinfühligkeit nicht von den Müttern unterschieden, die sicher gebundene Kinder hatten (Fremmer-Bombik u. Grossmann 1993). Diese Untersuchung gibt Hinweise darauf, dass es Kinder gibt, die aufgrund ihrer Eigenheiten sich schwer tun sichere Bindungen einzugehen, auch wenn die Voraussetzungen der Bezugspersonen gut sind.

3.3 Psychodynamische Grundannahmen

Einen zentralen Stellenwert für das Verständnis von Persönlichkeitsstörungen aus psychodynamischer Sicht hat das Konstrukt „Struktur". Unter psychischer Struktur wird ein ganzheitliches Gefüge von Dispositionen verstanden, die sich in einem biografischen Prozess aus der Interaktion von neurobiologischen Bereitschaften und psychosozialen Entwicklungseinflüssen herausbilden und als Handlungsbereitschaften manifestieren (Resch 2002). Rudolf definiert Struktur als

das übergeordnete Ganze, in dem die Funktionen in ihrer Verfügbarkeit eingebettet sind und auch als ein persönlich gewachsener Stil des Funktionierens. … Der Kern der Persönlichkeit, das Selbst, ist ständig damit befaßt, sich zu konstituieren, aus vielen Ansätzen und Selbstentwürfen ein ganzheitliches Selbst zu verwirklichen, welches gleichzeitig das Gefühl vermittelt, mit sich selbst übereinstimmend zu sein, also Identität zu besitzen und sich zugleich in einer lebendigen Fortentwicklung zu befinden (Rudolf 1999, S. 44).

Persönlichkeitsstörungen können vor diesem Hintergrund als Störungen der Struktur aufgefasst werden, die sich sowohl in Beeinträchtigungen der Fähigkeit zur Selbstregulation als auch in Problemen der Beziehungsregulierung zeigen. Selbst-Objekt-Differenzierungen und die Fähigkeit zum empathischen Objekterleben sind gestört, sodass eine realistische Einschätzung anderer Menschen erschwert ist. Während bei den leichteren Formen von Persönlichkeitsstörungen das Selbstwertgefühl beeinträchtigt ist und Schwierigkeiten bestehen, Affekte zu differenzieren und mitzuteilen, bestehen bei den schwerwiegenderen Persönlichkeitsstörungen Probleme darin, überhaupt ein kohärentes Selbstbild und ein Identitätsgefühl zu entwickeln und die Fähigkeit zur Selbststeuerung auszubilden (Rudolf et al. 2002).

Kernberg (2000) sieht in der von ihm so benannten Borderline-Persönlichkeitsorganisation ein Grundmerkmal der meisten Persönlichkeitsstörungen. Charakteristisch für dieses Niveau der Persönlichkeitsentwicklung sind danach Identitätsdiffusion, unreife Abwehrmechanismen, Über-Ich-Pathologien in unterschiedlichem Ausmaß, Verzerrungen in den zwischenmenschlichen Beziehungen mit Beeinträchtigung des Sexuallebens, Unsicherheit und Richtungslosigkeit in vielen Lebensbereichen sowie mangelnde Ausprägung von Angsttoleranz und Impulskontrolle.

Ferner wird in der psychoanalytisch orientierten Forschung dem Konzept der Identität und deren Störung eine zentrale Bedeutung beigemessen. Identität wird verstanden als ein fundamentales Organisationsprinzip, das es Menschen ermöglicht unabhängig von anderen zu funktionieren. Die Funktion der Identität dient dazu, zwischen sich und anderen zu unterscheiden, und erlaubt eine Vorhersehbarkeit und Kontinuität einer Person über Situationen und Zeit hinweg (Foelsch 2008; Foelsch et al. 2008).

Identitätsgefühl nach Akhtar u. Samuel (1996)

Realistisches Körperbild. Das Individuum erkennt sich im Spiegel, fühlt sich in seinem Körper sicher, kann das eigene Aussehen und Körpergewicht und -größe einigermaßen richtig einschätzen. Ein intaktes Identitätsgefühl überdauert auch physische Veränderungen wie etwa Schwangerschaft oder nach einem Unfall.

Subjektive Selbstidentität (Selbstkonstanz). Das Individuum erfährt sich selbst als beständig in unterschiedlichen Situationen. Es ist fähig sich flexibel in unterschiedlichen Gegebenheiten oder Altersgruppen anzupassen, ohne die innere Kontrolle zu verlieren.

Konsistente Einstellungen und Verhaltensweisen. Werte und Ideologien sind stabil. Das Verhalten steht in Übereinstimmung mit dem Selbst. Das Verhaltensrepertoire umfasst verschiedene Ausdrucksformen, zwischen denen das Individuum mühelos wechselt, wenn die Umstände es erfordern.

Zeitstabilität. Das Individuum hat über die Zeit hinweg ein Gefühl von Kontinuität als Person und erlebt sich selbst von der Kindheit bis zur Adoleszenz als beständig und gleichbleibend und hat ein Zukunftsbild von sich selbst.

▼

Authentizität. Das Individuum verfügt über die echte Fähigkeit, die positiven und negativen Eigenschaften zu erkennen, die es zu einem eigenständigen und unverwechselbaren Menschen machen (Im Gegensatz zum „falschen Selbst").

Geschlecht. Wahrnehmung des eigenen Geschlechts, ebenso der Geschlechtsrolle und der sexuellen Orientierung (hetero- oder homosexuell). Eine ungebrochene Geschlechtsidentität zeigt sich in einem harmonischen Zusammenspiel von Geschlechtsidentität, Geschlechterrolle und sexueller Orientierung.

Zugehörigkeit zu einer ethnischen Gruppe. Bezieht sich auf die Wertvorstellungen einer ethnischen Gruppe, den Erziehungspraktiken, ihrer Sprache, Kultur, der nonverbalen Kommunikation sowie Interaktionsmustern, mit denen das Kind aufwächst. Ethnische Identität bildet sich durch Sprache, Tradition, Gefühl der Zugehörigkeit zu einer Gemeinschaft und zu einer Nation mit gemeinsamer Geschichte.

Nach Erikson ist Identität ein Gefühl von Kontinuität innerhalb des eigenen Selbst und in der Interaktion mit anderen. Im Gefühl der Identität spiegelt sich die Wahrnehmung der eigenen Individualität, „des So-Seins" und die Bindung an die Ideologien und die Kultur der eigenen ethnischen Gruppe wider. Zur Identität gehört ein Gefühl für den Sinn und Zweck des eigenen Lebens sowie das Gefühl selbstbestimmt zu leben (Erikson 1973).

Die Identität der Adoleszenz ist noch vielen Variationen unterworfen (Moratorium der jungen Adoleszenten) und folglich kann ein Adoleszenter auf sehr unterschiedliche Weisen sein:

mit Freunden, mit Eltern, in der Schule, d. h. die Identität des Jugendlichen ist im Kontext verschiedener Personen zu sehen. Sein Bedürfnis, seine Sehnsucht nach realer Beziehung, sein Wunsch nach Autonomie und Abhängigkeit ist noch normal (P. Kernberg et al. 2000).

Charakteristika der Identitätsdiffusion

- Verlust der Fähigkeit zur Selbstbestimmung (Unsicherheit und Richtungslosigkeit in vielen Lebensbereichen)
- Mangel an Integration des Selbstkonzepts und des Konzepts von bedeutsamen anderen (Mangel an Selbst- und Objektkonstanz)
- Chaotische Selbstbeschreibung (Person wirkt verschwommen, unscharf und affektarm)
- Beschreibung anderer Menschen ist voll widersprüchlicher Behauptungen und rigider Klischees
- Verlust der Zeitperspektive („der ewige Adoleszente")
- Nicht integriertes Über-Ich (Über-Ich Pathologien)
- Schwierigkeiten, an Jobs, Werten und Zielen festzuhalten
- Überidentifizierung mit Gruppen oder Rollen (für Gruppenaktivitäten wird ein charismatischer Anführer gesucht und dessen Identität anstelle der eigenen gesetzt)
- Schmerzhaftes Gefühl der Inkohärenz

Aus psychoanalytischer Sicht wird der Identitätsdiffusion bei Persönlichkeitsstörungen eine zentrale Bedeutung beigemessen. So gehen z. B. die Theorien von Kernberg davon aus, dass die Identitätsdiffusion das zentrale Symptom der Persönlichkeitsstörungen ist. Identitätsdiffusion meint einen chronischen und stabilen Mangel der Integration des Konzepts von sich selbst und bedeutsamen anderen. Dies bedeutet, dass negative Affekte die guten überschwemmen und sie zerstören. Negative Affekte werden deshalb als Fremdkörper erlebt und sind gefährlich und eine Integration wird dadurch verhindert. Aus diesem Grund werden sie projiziert und in Anderen verfolgend deponiert.

3.4 Umfeldfaktoren

Empirisch Studien zeigen, dass sich eine Persönlichkeitsstörung mit größerer Wahrscheinlichkeit entwickelt, wenn in der Vorgeschichte schwerwiegende psychosoziale Belastungen wie chronische negative Beziehungserfahrungen oder gravierende und wiederholt auftretende traumatische Erfahrungen zu verzeichnen sind (Tress et al. 2002). Die Entwicklung von Persönlichkeitsstörungen ist nach den Ergebnissen bisheriger Studien vor allem assoziiert mit folgenden Faktoren des Umfelds:

1. Dysfunktionale Familien. Solche Familien sind gekennzeichnet durch massive Psychopathologie der Eltern (z. B. Merkmale einer Borderline-Persönlichkeitsstörung oder Hinweise für eine „Psychopathy" bei Eltern, deren Kinder eine Cluster-B-Persönlichkeitsstörung entwickeln), einen Zusammenbruch der familiären Strukturen sowie pathologische Erziehungspraktiken wie Vernachlässigung (vor allem bei Cluster-A/B-Störungen) oder Überbehütung (vor allem bei Cluster-C-Störungen).

2. Traumatische Erfahrungen. Körperliche Misshandlungen und sexueller Missbrauch sind überdurchschnittlich häufig bei Patienten mit Persönlichkeitsstörungen zu finden. So wiesen in einer Studie von Johnson et al. (1999) junge Erwachsene, die in ihrer Kindheit missbraucht oder vernachlässigt wurden, 4-mal häufiger die Diagno-

se Persönlichkeitsstörung auf als diejenigen, bei denen keine solchen Belastungen stattgefunden hatten. In einer von Battle et al. (2004) durchgeführten Untersuchung an 517 erwachsenen Patienten mit Persönlichkeitsstörungen berichteten 82% über Erlebnisse von Vernachlässigung, Misshandlung oder Missbrauch in der Vorgeschichte (bei Patienten mit Borderline-Persönlichkeitsstörung waren dies sogar 90%). Berichte über sexuellen Missbrauch fanden sich bei 34% der Patienten (Borderline-Persönlichkeitsstörung: 44%) und über körperliche Misshandlungen bei 37% (Borderline-Persönlichkeitsstörung: 44%). Im Vergleich zeigten sich die höchsten Raten an Missbrauch oder Misshandlung bei Patienten mit Borderline-Persönlichkeitsstörungen oder antisozialen Persönlichkeitsstörungen.

Paris (2000) weist darauf hin, dass auch gesellschaftlich bedingte soziale Stressoren wie der Zusammenbruch von sozialen Strukturen in westlichen Gesellschaften (der z. B. einhergeht mit einem Verlust stabiler Bindungen) von Bedeutung sein könnten und eine Erklärung dafür liefern könnten, dass sich die Häufigkeit von Persönlichkeitsstörungen in verschiedenen Kulturen z. T. deutlich unterscheidet.

Da abnorme psychosoziale Lebensbedingungen als pathogener Faktor für die Mehrzahl psychischer Störungen anzusehen sind, stellt sich die Frage, welchen spezifischen Stellenwert (neben der generell zu verzeichnenden Belastung) solche Erfahrungen für die Persönlichkeitsentwicklung haben. In einer Untersuchung von James et al. (1996) zeigte sich z. B., dass jugendliche Patienten mit Borderline-Persönlichkeitsstörungen weitaus häufiger als vergleichbare Patienten mit anderen psychischen Störungen aus Elternhäusern kamen, die durch eine aggressiv-feindselige Atmosphäre gekennzeichnet war. Sexueller Missbrauch scheint zu einer besonders starken Beeinträchtigung der Persönlichkeitsentwicklung zu führen, ebenso die Zuweisung einer Sündenbockrolle (Schmeck 2001a).

Nicht vergessen werden sollte jedoch, dass aus einer interaktionellen Perspektive heraus betrachtet Kinder und Jugendliche durch ihr eigenes Verhalten selbst Umwelterfahrungen hervorrufen und ihre Umwelten zu einem Stück weit selbstständig auswählen. Sie sind also nicht nur passiv ihrer Umgebung ausgesetzt, sondern nehmen einen aktiven Part in diesem Interaktionsprozess ein. Die Verbindung zwischen grundlegenden Persönlichkeitsmerkmalen (z. B. Temperamentseigenschaften) und Psychopathologie besteht unter anderem im selektiven Aufsuchen von spezifischen Umwelten, was durch die jeweilige Temperamentskonstellation mitbestimmt wird. Kinder und Jugendliche mit ausgeprägtem Neugier- und Reizsucheverhalten z. B. werden von gefährlichen Situationen geradezu angezogen und haben von daher ein deutlich erhöhtes Risiko, Unfälle oder traumatisierende Erlebnisse zu erleiden, was wiederum Auswirkungen auf ihre Persönlichkeitsentwicklung und die Ausbildung von psychischen Symptomen hat.

Problematisch ist, dass zahlreiche frühere Studien ein Bild der Eltern von Borderline-Patienten als bösartig, vernachlässigend, missbrauchend und z. T. selbst schwer gestört gezeichnet haben. Das war auch mit ein Grund, warum man mit diesen Familien immer wenig zu tun haben wollte und die Arbeit mit diesen Familien vernachlässigt hat. Das diffamierende Bild erinnert auffallend an das Bild der schizophrenogenen Mutter der 70er- und 80er-Jahre (Reiss 1995).

❗ Wenn man die Eltern zu sehr verteufelt und den Patienten zu sehr als Opfer sieht, läuft man Gefahr, sich als Retter zu fantasieren, als bessere Mutter bzw. besserer Vater, man bietet sozusagen Wiedergutmachung an. Die Sicht des Patienten über die bösen, vernachlässigenden Eltern wird dann in der Therapie nicht in Frage gestellt und lässt außer Acht, dass Borderline-Patienten dazu neigen, frühere Bezugspersonen zu entwerten. Die Chance, Eltern als wichtige Ressource zu nutzen, wäre vertan. Dazu kommt, dass der Therapeut sich hierbei überfordert, da er eine übermäßige Verantwortung übernimmt.

Wenn man andrerseits jedoch diese Kinder in erster Linie als fordernd, böse, manipulierend, verwöhnt ansieht, die den Eltern das Leben zur Hölle machen, würde man sich vom Patienten entfernen und übersehen, dass diese Kinder oft überwältigende Kindheitserfahrungen haben und Eltern, die – gewollt oder ungewollt – nur wenig auf die Bedürfnisse speziell dieses Kindes eingehen konnten (Ruiz-Sancho u. Gunderson 2000).

Neuere Untersuchungen neigen dazu die Familien „rein zu waschen" indem sie einseitig betonen, wie belastend die Beziehungsstörung und -gestaltung des Patienten für die Familie ist (Ruiz-Sancho u. Gunderson 2000). Diese beiden extremen Standpunkte der Diffamierung und der Reinwaschung erinnern an den Spaltungsmechanismus, den die „Borderliner" überall auslösen.

3.5 Modellvorstellungen zur Ätiopathogenese

Die in den vorhergehenden Kapiteln beschriebenen Risikofaktoren für die Entwicklung einer Persönlichkeitsstörung lassen sich zu einem Modell verbinden, in dem der Anteil von biologischen Faktoren und Umwelteinflüssen sowie deren Interaktion deutlich wird. Bei der Persönlichkeitsentwicklung handelt es sich um einen teilweise von innerorganismischen Faktoren gesteuerten Reifungsprozess, der sowohl hin zu einer gesunden als auch hin zu einer gestörten Entwicklung verlaufen kann. Dieser Verlauf wird maßgeblich durch Umgebungseinflüsse modifiziert, die entscheidend dafür sind, ob sich der Phänotyp des Verhaltens eher in adaptiver oder maladaptiver Weise ausdrückt. So kann z. B. das Temperamentsmerkmal „ausgeprägtes Reizsucheverhalten" dazu führen, dass jemand ein aktives soziales Leben führt und eine herausfordernde berufliche Karriere anstrebt (adaptiv). Ebenfalls möglich wäre ein Engagement in hoch riskanten Sportarten oder sehr schnelles Autofahren (weniger adaptiv). Am wenigsten adaptiv wäre eine Lebensform am äußersten Rand der Gesellschaft, wie es sich z. B. bei Menschen mit Abhängigkeit von illegalen Substanzen oder kriminellem Verhalten zeigt.

Belastende Lebensereignisse im Sinne von sog. Typ-1-Traumata (kurze, akute und begrenzte Trauma-Ereignisse) sind entgegen häufiger Meinung für die Entwicklung von Persönlichkeitsstörungen von deutlich geringerer Bedeutung als Typ-2-Traumata, die durch länger andauernde oder wiederholte Bedrohungen oder Gewalterfahrungen durch andere Menschen charakterisiert sind. Barnow et al. (2005a) untersuchten 51 stationäre Patienten mit Borderline-Persönlichkeitsstörung auf das Vorliegen von Traumatisierungen und fanden bei 41 (80,4%) von ihnen traumatische Erlebnisse in der Vorgeschichte. Die besonders schwer betroffenen Patienten mit Hinweisen für komplexe posttraumatische Belastungsstörungen (31,4%) wiesen signifikant mehr Typ-II-Traumata in ihrer Entwicklungsgeschichte auf als die Patienten ohne solche komorbiden Störungen.

❗ Von entscheidender Bedeutung sind grundlegende Beziehungserfahrungen, welche dem auf Schutz und Orientierung angewiesenen Kind vermitteln, ob die umgebende Welt und die darin lebenden Menschen eher als unterstützend oder feindlich gesonnen zu betrachten sind. Auch die Entwicklung des kindlichen Selbstwertgefühls benötigt eine ausreichen-

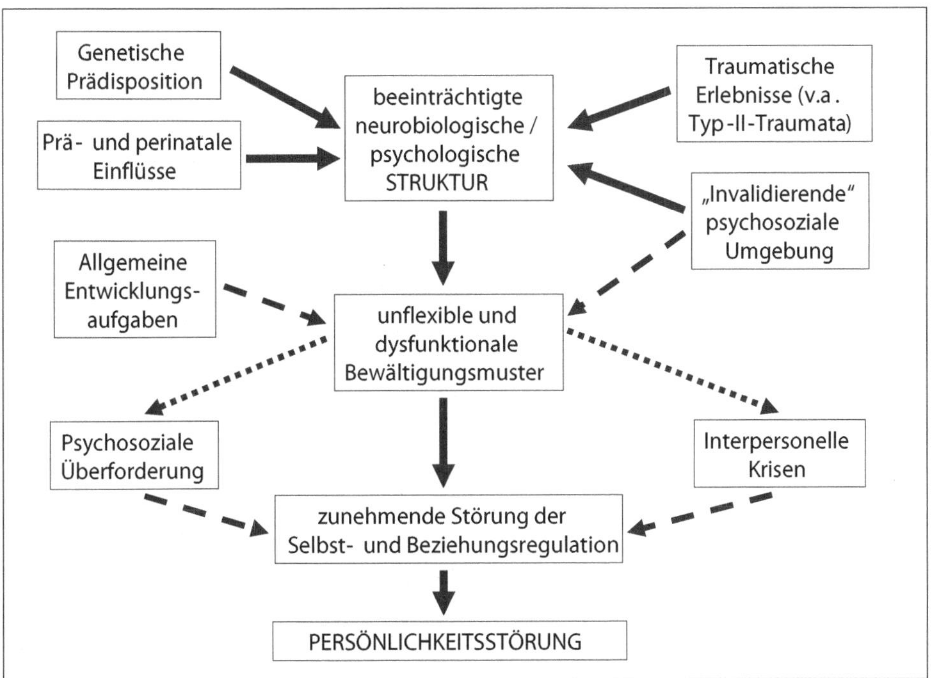

◻ Abb. 3.1. Störung der Persönlichkeitsentwicklung

de Spiegelung, um stabile und konsistente Konzepte über das eigene Selbst aufbauen zu können.

Für eine pathogene Entwicklung sind also in der Regel multiple Traumatisierungen oder ein chronisches Einwirken von psychosozialen Belastungsfaktoren notwendig, die sich auch in einer überdauernden Veränderung neurobiologischer Strukturen niederschlagen können. So zeigten Kinder mit einem lang dauernden physischen oder sexuellen Missbrauch in der Vorgeschichte signifikant weniger Hautleitfähigkeitsreaktionen als die Kontrollgruppe der nicht traumatisierten Kinder (Carrey et al. 1995).

Modellhaft (◨ Abb. 3.1) kann eine Störung der kindlichen Persönlichkeitsentwicklung folgendermaßen beschrieben werden:

Individuelle genetische Prädispositionen sowie pathologische prä- und perinatale Einflüsse führen in Interaktion mit von außen kommenden schwerwiegenden Traumatisierungen und anderen abnormen psychosozialen Belastungen in einem dynamischen Prozess zu Beeinträchtigungen in den neurobiologischen und psychischen Dispositionen. Die sich daraus entwickelnden unflexiblen und dysfunktionalen Bewältigungsmuster (Beeinträchtigungen von Affektregulation, Impulssteuerung und Bindungsfähigkeit sowie mangelhaftes Selbstwertgefühl) führen dazu, dass allgemeine Entwicklungsaufgaben (wie Kindergartenbesuch mit Trennung von der primären Bezugsperson, Einschulung, Beginn einer Ausbildung, Aufbau von Freundschaften, Partnerwahl, Auseinandersetzung mit Autoritäten etc.) nicht adäquat gelöst werden können, sodass es wiederkehrend zu psychosozialen Überforderungssituationen kommt. Weitere belastende Lebensereignisse im Rahmen einer allgemein „invalidierenden" Umgebung verstärken die Inflexibilität und Rigidität der Persönlichkeitsstrukturen weiter, sodass es aufgrund mangelnder Coping-Fähigkeiten zu immer häufiger auftretenden interpersonellen Krisen kommt. Hierdurch wird im Zusammenhang mit der zunehmenden Unfähigkeit, altersentsprechende Entwicklungsaufgaben zu lösen, die Fähigkeit zu Selbstregulation und Beziehungsregulation immer weiter beeinträchtigt, was bei chronischem Verlauf zu einer manifesten Persönlichkeitsstörung mit multiplen psychopathologischen Auffälligkeiten und schwerwiegenden Beziehungsstörungen führt.

Der Blick auf das Besondere: Störungsspezifische Diagnostik

Die Diagnostik von Persönlichkeitsstörungen im Jugendalter folgt im Prinzip den gleichen Richtlinien wie bei Erwachsenen, allerdings stellt sich die Frage, ob die Diagnosekriterien nicht für das Entwicklungsalter adaptiert werden sollten. Gemäß den in ▸ Kap. 2 ausgeführten Überlegungen muss zwischen einer kategorialen und einer dimensionalen Diagnostik unterschieden werden.

Als „Goldstandard" zur Gewinnung der kategorialen Diagnose einer Persönlichkeitsstörung gelten halbstrukturierte klinische Experten-Interviews wie das international am häufigsten eingesetzte Interview SKID-II („Structured Clinical Interview"), das IPDE („International Personality Disorder Examination"), das DIPD („Diagnostic Interview for Personality Disorders") oder das DIB („Diagnostic Instrument for Borderline Patients"), die alle in deutschen Fassungen vorliegen. Wichtig zur reliablen und validen Diagnosestellung ist die Einbeziehung von Außeninformationen. Neben eigenen Verhaltensbeobachtungen werden auch die Angaben von Angehörigen oder anderen wichtigen Bezugspersonen sowie Vorbefunde, Aktenauszüge, Gerichtsurteile (bei Verdacht auf dissoziale Persönlichkeitsstörung) oder Ähnliches in das Gesamtbild mit einbezogen. Diese Verwendung von Außeninformationen ist bei der Diagnose einer Persönlichkeitsstörung aus verschiedenen Gründen notwendig:

- Für die Diagnosestellung ist das Kriterium des Überdauernden und Situationsübergreifenden der Symptomatik von erheblicher Bedeutung. Auffälligkeiten sollten also von verschiedenen Personen in ähnlicher Weise berichtet werden können.
- Die im Rahmen von Persönlichkeitsstörungen auftauchenden Beziehungsstörungen werden von den Patienten selbst nicht immer in gleicher Weise wahrgenommen wie von Personen in der Umgebung (z. B. bei narzisstischen Persönlichkeitsstörungen), deren Leidensdruck zum Teil erheblich größer sein kann als beim Patienten selbst.
- Bei einigen Formen von Persönlichkeitsstörungen (v. a. aus dem Cluster B) findet sich gehäuft ein etwas lockerer Umgang mit der Wahrheit, sodass in diesen Fällen z. B. aus den Akten entnommenen Fakten ein höheres Gewicht eingeräumt werden sollte als gegenteiligen Beteuerungen des Patienten (z. B. bei der Frage nach strafbaren Handlungen).
- Es ist Aufgabe des Experten, der mit den klinischen Bildern von Persönlichkeitsstörungen vertraut sein muss, die Informationen aus den verschiedenen Quellen zu einem Gesamtbild (und damit auch zur Frage „Diagnose ja/nein") zusammenzufügen. Diagnosestellungen, die nur aufgrund der Informationen aus Interviews von nicht ausreichend ausgebildeten Studenten zustande gekommen sind, sind mit großer Skepsis zu betrachten.

4.1 Störungsspezifische Entwicklungsgeschichte, Symptomatik und Komorbidität

Da sich Entwicklungsgeschichte, Symptomatik und Komorbidität zwischen den verschiedenen Persönlichkeitsstörungen unterscheiden, werden diese Aspekte im Folgenden für drei für das Jugendalter besonders bedeutsame Persönlichkeitsstörungen differenziert dargestellt.

4.1.1 Dissoziale Persönlichkeitsstörung

Spezielle Hinweise zur Anamnese. Jugendliche, die Gefahr laufen, dass sich bei ihnen eine dissoziale Entwicklung hin zu einer dissozialen Persönlichkeitsstörung verfestigt, weisen in ihrer Vorgeschichte eine Reihe von spezifischen Besonderheiten auf. Ihre Störungen des Sozialverhaltens haben in aller Regel schon im Vorschulalter, spätestens jedoch im Grundschulalter, begonnen, was sich auch in gehäuften körperlichen Auseinandersetzungen mit Gleichaltrigen oder respektlosem Verhalten gegenüber Erwachsenen schon zu diesen frühen Zeitpunkten zeigt. Auch erste delinquente Handlungen wie Ladendiebstähle, Erpressung von Mitschülern oder das Zwingen anderer zu sexuellen Handlungen beginnen häufig schon zu einem sehr frühen Zeitpunkt. Bei Mädchen verläuft die Entwicklung z. T. anders, wie Längsschnittstudien gezeigt haben: Bei ihnen findet sich häufiger ein unauffälliger Verlauf bis zum 11. oder 12. Lebensjahr. Wenn danach schwerwiegende Verhaltensstörungen und delinquente Verhaltensweisen beginnen, ist die Prognose dieser Mädchen häufig nicht besser als die von denjenigen Jungen, die schon im Vorschulalter massive Auffälligkeiten gezeigt haben.

Für die Anamnese ist die Frage von besonderer Bedeutung, ob der Jugendliche die Fähigkeit hat, sich emotional in seine Opfer hineinzuversetzen. Ein starkes Ausmaß an Gefühllosigkeit und eine emotionale Unbeteiligtheit gegenüber dem Leiden anderer werden als durchgängiges Merkmal beschrieben. Dies schließt das Verhalten gegenüber den Eltern, Geschwistern oder auch den Haustieren mit ein. Ein früher Beginn des Konsums von dem Alter noch nicht angemessenen oder illegalen Substanzen wie Nikotin, Alkohol, Cannabis u. a. ist ebenfalls häufig zu beobachten. Langzeituntersuchungen haben auch deutliche Hinweise dafür gegeben, dass nicht adäquat behandelte hyperkinetische Störungen Vorläufer von späteren dissozialen Persönlichkeitsentwicklungen darstellen können.

Familiärer Hintergrund. Kinder und Jugendliche mit dissozialen Persönlichkeitsentwicklungen stammen in der Mehrzahl aller Fälle aus Familien, in denen auch andere Familienmitglieder sozial abweichendes Verhalten zeigen (bei einzelnen Fällen, in denen dissoziale Jugendliche aus einem weitgehend intakten Elternhaus stammen, scheint die biologische Fundierung der Störung stärker ausgeprägt zu sein). Dissoziale Jugendliche erleben gehäuft mangelnde Wärme in den familiären Beziehungen, schwerwiegende Streitigkeiten zwischen den Eltern und auch Misshandlungen oder Missbrauch innerhalb der Familie. In ihren Eltern erleben sie oft Rollenvorbilder, die ihre eigenen Bedürfnisse auf gewalttätige Art und Weise durchsetzen. Inkonsistentes und vernachlässigendes Erziehungsverhalten sind häufig. Auch bei den Eltern sind dissoziale Persönlichkeitsmerkmale, Alkohol oder Drogenmissbrauch, Störungen der Impulskontrolle und kriminelles Verhalten gehäuft.

Komorbidität. Dissoziale Persönlichkeitsentwicklungen sind häufig assoziiert mit Störungen der Persönlichkeitsentwicklung auch in anderen Bereichen. So finden sich gehäuft Hinweise auf Borderline-Persönlichkeitsstörungen oder auch narzisstische Persönlichkeitsstörungen. Alkohol- und Drogenabusus bzw. -abhängigkeit treten deutlich häufiger auf als in der normalen Bevölkerung, und auch die Komorbidität mit affektiven Störungen, z. B. schwerwiegende depressive Störungen, ist häufig.

4.1.2 Borderline-Persönlichkeitsstörung

Spezielle Anamnese. In der Vorgeschichte von Jugendlichen mit Borderline-Persönlichkeitsstörungen sticht immer wieder die große Zahl von Kontakten zu psychosozialen Hilfesystemen verschiedenster Art heraus, da diese Jugendlichen in ihrer Vorgeschichte in aller Regel multiple Probleme aufgewiesen haben, die üblicherweise schon in der frühen Kindheit zu Problemen führten. Auch kinder- und jugendpsychiatrische Vorbehandlungen sind gehäuft zu finden, verschiedene Arten von Diagnosen wurden in der Vorgeschichte gestellt: hyperkinetische Störungen, Störungen des Sozialverhaltens oder oppositionelle Störungen, Angststörungen, Bindungsstörungen, affektive Störungen, Essstörungen, somatoforme Störungen etc. Plötzliche und abrupte Stimmungsschwankungen in der Kindheit werden ebenso beschrieben wie eine schlechte Beruhigbarkeit in Säuglings- und Kleinkindzeit. Impulsives Verhalten, das sich in aggressiven Durchbrüchen, aber auch in einer Tendenz zu Selbstverletzungen zeigen kann, ist häufig.

Familiärer Hintergrund. Wie bei den dissozialen Entwicklungen findet sich auch bei Jugendlichen mit Borderline-Persönlichkeitsstörungen in aller Regel eine erhebliche familiäre Pathologie (auch wenn Ausnahmen beobachtet werden können). Bei keinem anderen Störungsbild zeigen epidemiologische Untersuchungen ein so hohes Ausmaß an abnormen psychosozialen Lebensbedingungen einschließlich schwerwiegender Vernachlässigungen, Misshandlungen oder Missbrauchserfahrungen. Frühe Trennungserfahrungen vor dem Hintergrund von nicht ausreichend stabilen Beziehungen sind anamnestisch ebenfalls häufig zu finden. Anamnestisch sehr viel schwieriger zu erfassen sind subtilere Störungen der Mutter-Kind-Interaktion, wie sie in ► Kap. 3 beschrieben werden, bei der die affektiven Äußerungen des Kindes von seinen primären Bezugspersonen nicht konsistent oder auch widersprüchlich gespiegelt werden oder bei denen die Passung zwischen Bezugsperson und Kind nicht ausreichend gelingt. Alkohol und/oder Drogenmissbrauch, Dissozialität, schwere Störungen der Impulskontrolle, Essstörungen, aber auch schizophrene und affektive Störungen sind anamnestisch bei Familienmitgliedern gehäuft zu finden.

Komorbidität. Wie bei den anderen Familienmitgliedern beschrieben, findet sich auch bei den Jugendlichen selbst eine gehäufte Komorbidität mit Alkohol- und Substanzmissbrauch, Essstörungen, Angststörungen und depressiven Störungen. Beim Vorliegen einer Borderline-Persönlichkeitsstörung ist die Wahrscheinlichkeit massiv erhöht, dass gleichzeitig Kriterien für eine dissoziale, histrionische oder narzisstische Persönlichkeitsstörung erfüllt sind.

4.1.3 Ängstlich-vermeidende Persönlichkeitsstörung

Spezielle Anamnese. Kinder und Jugendliche mit einer solchen Störung werden von ihrem Temperament her als zurückhaltend und schüchtern beschrieben. Trennungsängste sind schon in Kindergarten und Schule zu beobachten. Bereits zu dieser Zeit wird auch eine soziale Überempfindlichkeit deutlich, die damit verbunden ist, dass nur wenige Außenaktivitäten mit Freude wahrgenommen werden. Häufiger gibt es Hinweise für Rückzugstendenzen. Die Jugendlichen selbst berichten über deutliche Selbstwertstörungen und die Sorge, Anforderungen nicht gewachsen zu sein, wobei ihnen Kritik oder Missbilligung durch andere als unerträglich erscheinen. Oft besteht Angst davor, sich lächerlich zu machen oder von anderen ausgeschlossen zu werden. Die Summe dieser Ängste führt zunehmend dazu, dass unbekannte Aktivitäten oder Situationen soweit wie möglich vermieden werden, wodurch sich der Aktionsradius dieser Jugendlichen immer weiter einschränkt. Es finden sich deutliche Hinweise für eine mangelnde soziale Kompetenz. Stabile und befriedigende Beziehungen zu Menschen außerhalb der Kernfamilie sind nur selten zu finden.

Familiärer Hintergrund. Bei Familienangehörigen sind gehäuft Angststörungen und affektive Störungen zu beobachten. Das Familienklima ist häufig durch Überbehütung und Wegnahme von Anforderungen charakterisiert.

Komorbidität. Internalisierende Störung, wie Angststörungen oder depressive Störungen bilden eine häufige Komorbidität. Die Wahrscheinlichkeit, dass Kriterien für eine dependente oder schizoide Persönlichkeitsstörung vorliegen, ist erhöht. Differenzialdiagnostisch kann die Abgrenzung zu einer sozialen Phobie schwierig sein (▶ Kap. 5).

4.2 Testdiagnostik

❶ Die diagnostischen Möglichkeiten zur Erfassung von Persönlichkeitsstörungen im Kindes- und Jugendalter sind zurzeit noch unzureichend und es bedarf dringend der Entwicklung und Überprüfung neuer Instrumente, die die erwachsenenspezifischen Verfahren um den Entwicklungsaspekt erweitern

4.2.1 Strukturierte Interviews

Das am häufigsten verwendete Verfahren zur kategorialen Diagnostik von Persönlichkeitsstörungen ist das SKID-II (Strukturiertes Klinisches Interview für DSM-IV, Achse II: Persönlichkeitsstörungen; Fydrich et al. 1997), eine deutsche Übersetzung des „Structured Clinical Interview for DSM-IV Axis II Personality Disorders" (SCID-II) von First et al. (1997). Mithilfe dieses Interviews können in einem 2-stufigen Verfahren die 12 im DSM-IV aufgeführten Persönlichkeitsstörungen diagnostiziert werden. Das SKID-II besteht aus einem Fragebogen, dessen 117 Items als Screening für die Merkmale der 12 erfassten Persönlichkeitsstörungen dient. Auf der Grundlage dieser selbst beurteilten Items alleine sollte aber nie eine Diagnose gestellt werden. Vielmehr muss in einem zweiten Schritt ein halbstrukturiertes Interview durchgeführt werden, um die Wertigkeit der angegebenen Antworten einschätzen zu können. Wenn eine hohe Ökonomie der Durchführung angestrebt wird, werden im Interview nur noch zu denjenigen Bereichen Fragen gestellt, die im Fragebogen bejaht wurden. Durch dieses 2-stufige Verfahren wird eine vergleichsweise geringe Durchführungszeit für das Interview erreicht (Minimum 30 min).

Beispiele von Fragen des SKID-II-Interviews

- Frage 8: Benötigen Sie häufig Ratschläge oder Bestätigung von anderen, bevor Sie alltägliche Entscheidungen treffen können, also z. B. was Sie anziehen oder in einem Restaurant bestellen sollen? (**Selbstunsichere Persönlichkeitsstörung**)
- Frage 14: Wenn eine enge Beziehung endet, brauchen Sie dann schnell einen anderen Menschen, auf den Sie sich verlassen können? (**Abhängige Persönlichkeitsstörung**)
- Frage 17: Haben Sie Schwierigkeiten, Arbeiten zu Ende zu bringen, weil Sie viel Zeit darauf verwenden, alles genau und richtig zu machen? (**Zwanghafte Persönlichkeitsstörung**)
- Frage 26: Neigen Sie oft dazu, etwas, was Sie nicht tun wollen, einfach zu „vergessen"? (**Negativistische Persönlichkeitsstörung**)
- Frage 34: Halten Sie sich im Grunde für minderwertig und haben Sie von sich selbst eine schlechte Meinung? (**Depressive Persönlichkeitsstörung**)
- Frage 44: Entdecken Sie häufig eine verborgene Bedeutung hinter dem, was andere sagen oder tun? (**Paranoide Persönlichkeitsstörung**)
- Frage 57: Sehen Sie oft die Aura oder Energiefelder von anderen Menschen (**Schizotypische Persönlichkeitsstörung**)
- Frage 60: Könnten Sie ohne enge Beziehungen, wie man sie z. B. in einer Familie oder mit Freunden hat, auskommen? (**Schizoide Persönlichkeitsstörung**)

▼

4

- Frage 69: Versuchen Sie, durch Ihre äußere Erscheinung, wie z. B. Kleidung, die Aufmerksamkeit anderer auf sich zu ziehen? (**Histrionische Persönlichkeitsstörung**)
- Frage 78: Glauben Sie, dass es sich nur lohnt, Zeit mit Menschen zu verbringen, die etwas Besonderes oder besonders wichtig sind? (**Narzisstische Persönlichkeitsstörung**)
- Frage 98: Fühlen Sie sich oft innerlich leer? (**Borderline Persönlichkeitsstörung**)
- Frage 106: Haben Sie jemals versucht, absichtlich anderen Schmerz oder Leid zuzufügen? (**Antisoziale Persönlichkeitsstörung**)

Salbach-Andrae et al. (2008) beschreiben den erfolgreichen Einsatz des SKID-II bei der Diagnostik von Persönlichkeitsstörungen in einer Stichprobe von 110 stationär behandelten Jugendlichen. In Übereinstimmung mit anderen Studien zeigte sich allerdings, dass die Ergebnisse der von trainierten Psychologiestudenten am Ende ihres Studiums durchgeführten Interviews nicht gut mit den Diagnosen übereinstimmten, die von erfahrenen Klinikern nach einer ausführlichen diagnostischen Abklärung vergeben wurden (Kappa = 0,31). Während von den Klinikern nur in 10,9% der Fälle eine Persönlichkeitsstörungsdiagnose erwogen wurde, wiesen nach den Ergebnissen des SKID-II insgesamt 32,7% der stationär behandelten Jugendlichen eine solche Diagnose auf.

Eine Alternative zum SKID-II bildet das im Auftrag der WHO entwickelte strukturierte Interview IPDE („International Personality Disorder Examination") von Loranger (1999) in der deutschen Fassung von Mombour et al. (1996). Nach einem freien Einleitungsteil, in dem Lebens- und Krankheitsgeschichte des Proban-

den erfasst werden, folgen strukturierte Fragen, von leichter zu berichtenden Bereichen (wie dem eigenen Verhalten bei der Arbeit) bis hin zu schwieriger zu erfragenden Bereichen (wie Sexualität oder strafbares Verhalten). Grösster Nachteil dieses Verfahrens ist die lange Durchführungszeit von 90 min (teilweise auch deutlich länger), die den Einsatz, vor allem auch im Jugendalter, deutlich erschwert.

4.2.2 Psychodynamische Diagnostik

Zur Diagnostik auf der Grundlage eines psychodynamischen Störungsverständnisses kann das „Strukturelle Interview" nach O. Kernberg eingesetzt werden (Kernberg 1984; Buchheim et al. 1987). Mit diesem klinischen Interview sollen neben der Symptomatologie des Patienten sein Selbstkonzept, sein Konzept von wichtigen anderen Bezugspersonen und die Interaktion zwischen dem Patienten und dem Interviewer beurteilt werden. Nach einem Gespräch mit dem Patienten über seine Symptome, Konflikte oder Schwierigkeiten wird er im weiteren Verlauf aufgefordert, sich selbst zu charakterisieren und wichtige Bezugspersonen zu beschreiben, um ein Bild von internalisierten Selbst- und Objektbeziehungen, dem Ausmaß der Identitätsdiffusion und typischen Abwehrmechanismen erhalten zu können.

Eine Modifikation des „Strukturellen Interviews" für Kinder und Jugendliche wurde von P. Kernberg entwickelt („Personality Assessment Interview", PAI; Kernberg P. et al. 2000). Als zentraler Punkt wird in diesem ebenfalls unstrukturierten Interview erfasst, wie sich der Patient selbst und andere sieht (Objekt und Selbstrepräsentanz), ebenso seine Kognition, seine Affekte, die Fähigkeit zur Reflexion (beobachtendes Ich) sowie die Empathie mit dem Untersucher.

Es werden systematische Fragen gestellt, die auf Selbst- und Objektrepräsentanz, Ich-Beobachtung und Empathie abzielen, um dabei Affekte und Kognition des Patienten beobachten, z. B.:

- Wer bist Du und wie bist Du?
- Wer sind die anderen und wie sind sie? („Zeig mir Deine Freunde und ich sag Dir, wer Du bist.")
- Wer bin ich und wie bin ich?
- Was machst Du und was mache ich?

In Intervallen von 5–10 min stellt der Interviewer folgende Fragen:

- Was hast Du Dir vorgestellt, als Du zu diesem Gespräch kamst?
- Wir sind jetzt hier schon eine Zeit lang zusammen, wie verträgt sich das, was hier geschieht, mit Deinem ersten Eindruck?
- Jetzt haben wir hier schon … Minuten verbracht, wie denkst Du, dass es weitergeht?
- Was hat das Gespräch Dir gebracht, was hast Du über Dich selbst erfahren?
- Was hast Du über mich erfahren, was glaubst Du habe ich bisher verstanden?
- Wie stellst Du Dir das Ende des Gesprächs vor?

Der Interviewer schafft auf diese Weise immer wieder Anlässe, die es ihm ermöglichen, Formen der Selbst- und Objektrepräsentanz, Affekte, Kognitionen, Ich-Beobachtungen und Empathie zu beobachten, und schafft sich somit einen guten Eindruck über die Ausprägung einer jeden Variablen.

Alternativ zu diesem eher unstrukturierten Vorgehen (oder in Ergänzung dazu) kann das „Strukturierte Interview zur Persönlichkeitsorganisation (STIPO)" eingesetzt werden (Clarkin et al. 2003; deutsche Fassung STIPO-D von Döring 2004), mit dem folgende Bereiche erfasst werden:

- **Identität:** Identitätsdiffusion vs. Identitätsintegration: Organisation und Inhalte der inneren Welt einer Person.
- **Objektbeziehungen:** Qualität der interpersonellen Beziehungen; Art und Weise, wie Interaktionen mit anderen Personen innerlich erlebt werden: Natur und Stabilität zwischenmenschlicher und intimer Beziehungen; Fähigkeit zu dauerhaften Bindungen.
- **Abwehr:** häufiges Verwenden unreifer Abwehrmechanismen wie Spaltung, Idealisierung/Entwertung, projektive Identifizierung, Somatisierung.
- **Coping und Rigidität:** Fähigkeit, flexibel und adaptiv auf potenziell belastende Situationen zu reagieren vs. durchgängige Neigung, belastenden Situationen in stereotyper und maladaptiver Weise zu begegnen.
- **Selbst- und fremdgerichtete Aggression:** Ausmaß, in dem inneres Erleben und äusseres Verhalten durch Aggression oder einer dagegen gerichteten Abwehr charakterisiert ist: selbstzerstörerisches Verhalten, Sadismus, Hass.
- **Wertvorstellungen:** Ausmass von internalisierten stabilen Werten und Moralvorstellungen; Fähigkeit zum Schulderleben und ethischen Entscheidungen.
- **Realitätskontrolle und Wahrnehmungsverzerrungen:** Fähigkeit zur Unterscheidung von äusserer und innerer Realität: halluzinatorisches oder wahnhaftes Erleben, übermässige Beschäftigung mit magischen oder übernatürlichen Erfahrungen, Fixierung auf somatische Symptome mit wahnhafter Qualität.

Das STIPO ist nicht dazu geeignet, eine Diagnose zu generieren. Deshalb sehen die Autoren dieses Verfahren auch nicht als Alternative zu strukturierten Interviews wie dem SKID-II, sondern als eine Möglichkeit der Ergänzung, um z. B. zu einer differenzierten Therapieplanung zu gelangen.

4.2.3 Weitere diagnostische Ansätze

Einen systematischen Ansatz zur Erfassung der ICD-10- oder DSM-IV-Kriterien für Persönlichkeitsstörungen bietet die „Internationale Diagnose Checkliste für Persönlichkeitsstörungen (IDCL-P)" von Bronisch et al. (1995). Es handelt sich dabei um eine strukturierte Fremdbeurteilung, bei der die Art der Erhebung nicht vorgeben ist, sodass als Informationsquellen neben den Angaben des Patienten auch Verhaltensbeobachtungen oder Angaben von dritten Personen verwendet werden können. Die diagnostischen Kriterien, deren Wortlaut mit demjenigen der Klassifikationssysteme identisch ist, werden in knapper und übersichtlicher Form auf einer Checkliste zusammengefasst. Vorausgesetzt werden muss allerdings eine umfangreiche klinische Kenntnis der Persönlichkeitsstörungen, sodass diese Checkliste nur von Experten oder intensiv trainierten Diagnostikern sinnvoll eingesetzt werden kann.

Von Schotte et al. (1998, 2004) wurde das ADP-IV („Assessment of DSM-IV Personality Disorders") entwickelt (deutsche Version von Döring et al. 2007), bei dem durch Selbstbeurteilung von 94 Items eine dimensionale und kategoriale Diagnostik aller im DSM-IV beschriebenen Persönlichkeitsstörungsdiagnosen möglich sein soll. Für jedes Item werden zwei Einschätzungen verlangt: Mithilfe eines 7-stufigen „Trait-Ratings" soll zunächst das Vorhandensein eines pathologischen Persönlichkeitszugs erfasst werden. Bei einer Bejahung oder teilweisen Bejahung dieser Eigenschaft wird in einem zweiten Schritt ein „Distress-Rating" vorgenommen, mit dem auf einer 3-stufigen Skala das Ausmaß der Beeinträchtigung erfasst wird, das beim Befragten oder seinen Mitmenschen durch diesen Persönlichkeitszug hervorgerufen wird.

Grundsätzlich muss eine Diagnosestellung auf der Grundlage einer fragebogengestützten Selbstbeurteilung sehr kritisch gesehen werden. Im ADP-IV wird durch die Einführung des Beeinträchtigungsratings versucht, über die reine Abfrage von Symptomen hinauszukommen. Psychometrische Überprüfungen ergaben eine weitgehend ausreichende Reliabilität der 11 faktorenanalytisch gewonnenen Skalen (Cronbachs Alpha 0,65–0,87) und eine mittlere Korrelation mit den Ergebnissen eines SKID-II-Interviews von 0,51 (Range 0,34–0,72) und mit einem Experten-Konsensus-Rating von 0,44 (0,27–0,62). Die besten Übereinstimmungen ergaben sich bei der Borderlinestörung (0,67) und den depressiven und vermeidenden Persönlichkeitsstörungen (je 0,66), die schlechtesten Übereinstimmungen bei schizoider (0,37), schizotyper (0,38) und narzisstischer Persönlichkeitsstörung (0,37).

Einen interessanten neuen Ansatz zur Diagnostik von Persönlichkeitsstörungen haben Westen et al. (2006) ins Gespräch gebracht. Sie nennen diesen Ansatz „Prototype Matching Procedure". Ziel dabei ist es, das Diagnoseverhalten eines erfahrenen Klinikers abzubilden. Durch die Konfrontation mit einer großen Zahl von Patienten bilden sich im Kliniker Repräsentationen („Prototypen") zu bestimmten Diagnosegruppen heraus, die sich aus dem Phänotyp einer Vielzahl verschiedener Patienten mit gleicher Diagnose bilden. Jeder neu zu diagnostizierende Patient wird im klinischen Alltag mit dem Set von Erfahrungen verglichen, der sich aus der Beurteilung früherer Patienten gebildet hat.

Dieser Prozess wird im „Prototype Matching Procedure" simuliert, indem dem diagnostizierenden Kliniker für jede Untergruppe von Persönlichkeitsstörungen ein sog. Prototyp, also ein „Idealtyp" eines Patienten mit dieser Diagnose vorgelegt wird. Aufgabe des Klinikers ist es dann, den zu diagnostizierenden Patienten mit diesem Prototyp zu vergleichen und auf 5 Stufen zu bestimmen, wie groß die Ähnlichkeit zwischen Patient und Prototyp ist. Es werden also keine einzelnen Symptome gezählt, sondern der Diagnostiker soll mithilfe eines ausführlichen Textbausteins als Erinnerungsstütze die mentale Repräsentation eines psychologischen Konstrukts bilden, das sichtbares Verhalten und inneres Erleben sinnvoll verknüpft.

Die Abstufungen reichen von:
- „keine Passung" (Beschreibung passt nicht zu diesem Patienten),
- „geringe Passung" (Patient hat nur wenige Züge der Störung),
- „ausreichende Passung" (Patient hat bedeutende Züge der Störung = „Features"),
- „gute Passung" (Patient hat diese Störung) bis hin zu
- „sehr gute Passung" (Patient kann als typisches Beispiel für diese Störung gelten).

Nur bei den letzten beiden Abstufungen wird die Diagnose einer Persönlichkeitsstörung gestellt.

Erste Untersuchungen (Westen et al. 2006) erbrachten Erfolg versprechende Ergebnisse. Reliabilität und Validität waren vergleichbar zu derjenigen von strukturierten Interviews, die Rate an Komorbiditäten mit anderen Persönlichkeitsstörungen sank, und das Vorgehen wurde von Klinikern als nützlich und einfach in der Anwendung eingeschätzt. Untersuchungen von anderen unabhängigen Forschergruppen stehen allerdings noch aus.

4.3 Dimensionale Diagnostik

❗ Obwohl ein grundlegender Konsens darüber besteht, dass eine dimensionale Beschreibung Persönlichkeitsstörungen besser beschreiben kann als eine kategoriale Herangehensweise, besteht keine Einigkeit darüber, wie die dimensionale Beschreibung von Persönlichkeitsauffälligkeiten und Persönlichkeitsstörungen am ehesten aussehen soll, sodass gegenwärtig 18 verschiedene dimensionale Modelle existieren (Widiger u. Simonsen 2005). Einigkeit besteht jedoch darüber, dass Selbstbeurteilungsfragebögen, wie sie in der Erfassung von ungestörter oder gestörter Persönlichkeit verwendet werden, nicht zur Diagnosestellung eingesetzt werden können.

◻ Tab. 4.1. Dimensionen des DAPP-BQ

DAPP-BQ-Primärfaktor	Sekundärskala
Emotionale Dysregulation	Ängstlichkeit
	Affektive Labilität
	Identitätsprobleme
	Unterwürfigkeit
	Kontaktvermeidung
	Unsichere Bindung
	Kognitive Verzerrungen
	Selbstschädigung
Gehemmtheit	Intimitätsprobleme
	Ausdrucksarmut
Antisoziales Verhalten	Herzlosigkeit
	Ablehnung
	Verhaltensprobleme
	Reizsuche
	Argwohn
	Narzissmus
Zwanghaftigkeit	Zwanghaftigkeit
	Oppositionshaltung

4.3.1 „Dimensional Assessment of Personality Pathology" (DAPP-BQ)

Ein inzwischen weitverbreitetes Modell stellt die Konzeptualisierung von Livesley (2001b) dar, der eine abweichende Persönlichkeitsentwicklung dimensional zu erfassen versucht. Auf der Grundlage vielfältiger Analysen der grundlegenden Merkmale von Störungen der Persönlichkeit entwickelte er den Fragebogen „Dimensional Assessment of Personality Pathology - Basic Questionnaire" (DAPP-BQ) (Livesley u. Jackson, 2001) mit den 4 grundlegenden Dimensionen:

- emotionale Dysregulation,
- dissoziales Verhalten,
- Gehemmtheit,
- Zwanghaftigkeit.

Insgesamt 18 spezifische „Traits" werden diesen 4 Dimensionen zugeordnet (◘ Tab. 4.1):

Der DAPP-BQ kann auch mit Jugendlichen durchgeführt werden, wie Krischer et al. (2007)

◘ **Tab. 4.2.** Dimensionen des NEO-PI-R

NEO-PI-R-Primärfaktor	Sekundärskala
Neurotizismus	Ängstlichkeit Reizbarkeit Depression Soziale Befangenheit Impulsivität Verletzlichkeit
Extraversion	Herzlichkeit Geselligkeit Durchsetzungsfähigkeit Aktivität Erlebnishunger Frohsinn
Offenheit	Offenheit für Fantasie Offenheit für Ästhetik Offenheit für Gefühle Offenheit für Handlungen Offenheit für Ideen Offenheit des Werte- und Normensystems
Verträglichkeit	Vertrauen Freimütigkeit Altruismus Entgegenkommen Bescheidenheit Gutherzigkeit
Gewissenhaftigkeit	Kompetenz Ordnungsliebe Pflichtbewusstsein Leistungsstreben Selbstdisziplin Besonnenheit

zeigen konnten, die dieses Selbstbeurteilungsinstrument erfolgreich in einer Stichprobe von 14- bis 19-jährigen jugendlichen Delinquenten eingesetzt haben. Zu beachten ist allerdings, dass der DAPP-BQ 290 Items enthält, sodass der Einsatz im Jugendlichenbereich bei einer durchschnittlichen Bearbeitungsdauer von 90 min sorgfältig geplant werden muss.

4.3.2 NEO-PI-R (Big-Five-Persönlichkeitsinventar)

Die Big-Five-Persönlichkeitsinventare sind abgeleitet aus dem gegenwärtig vorherrschenden psychologischen Persönlichkeitsmodell, in dem 5 voneinander unabhängige Dimensionen als grundlegende Einheiten zur Beschreibung der menschlichen Persönlichkeit postuliert werden.

Diese Vorstellung basiert auf dem sog. lexikalischen Ansatz, bei dem knapp 18.000 Adjektive zur Beschreibung von Menschen gesammelt und in einem mehrstufigen Verfahren unter Verwendung einer Vielzahl von Faktorenanalysen auf 5 grundlegende Dimensionen reduziert wurden.

Die Operationalisierung zur Erfassung dieser Dimensionen wurde von Costa u. McCrae (1989) in dem Persönlichkeitsfragebogen „NEO Personality Inventory NEO-PI" vorgenommen, der in seiner revidierten Fassung NEO-PI-R (Costa u. McCrae 1992; ◘ Tab. 4.2) die 5 Hauptdimensionen des Modells in je 6 Subskalen erfasst (deutsche Fassung von Ostendorf u. Angleitner 2004). Eine Kurzform liegt als NEO-FFI vor. Ein Einsatz wird ab dem 16. Lebensjahr empfohlen.

Von Costa u. McCrae (1990) und auch von anderen Forschungsgruppen wurden wieder-

◘ **Tab. 4.3.** Signifikante Zusammenhänge zwischen Persönlichkeitsstörungen und den Big-Five-Dimensionen. (Originaldaten in Fiedler 2007)

Persönlichkeitsstörung	Neurotizismus	Extraversion	Offenheit für Erfahrung	Verträglichkeit	Gewissenhaftigkeit
Cluster A: Paranoid	+	(–)		–	+
Schizoid	(+)	–	–	–	(+)
Cluster B: Antisozial	(+)		(+)	–	(–)
Borderline	+	(+)	(+)		(–)
Histrionisch	(–/+)	+	(+)		(–)
Narzisstisch	(–/+)	(+)	(+)	–	(–)
Cluster C: Selbstunsicher	+	–			
Dependent	+	(–)		(+)	–
Zwanghaft	+	–		–	(+)

Zusammenfassung von 5 empirischen Studien zum Zusammenhang von Big-Five-Persönlichkeitsdimensionen und Persönlichkeitsstörungen (Fiedler 2007); + sicherer positiver Zusammenhang; – sicherer negativer Zusammenhang; (+) fraglicher positiver Zusammenhang; (–) fraglicher negativer Zusammenhang.

holt Zusammenhänge zwischen der Ausprägung auf den Persönlichkeitsdimensionen des NEO-PI und Persönlichkeitsstörungen beschrieben. Neurotizismus scheint danach in allen Arten von Persönlichkeitsstörungen erhöht zu sein, Verträglichkeit in den meisten Persönlichkeitsstörungen dagegen eher erniedrigt (◘ Tab. 4.3). Auf den anderen Dimensionen lassen sich keine so eindeutigen Zusammenhänge zu Persönlichkeitsstörungen beschreiben.

4.3.3 TCI (Temperament und Charakterinventar)/JTCI

Ein alternatives Persönlichkeitsmodell wurde von Cloninger entwickelt, der (im Gegensatz zu den „Big-Five") theoriegeleitet und unter Einbeziehung von Ergebnissen aus tierexperimentellen Untersuchungen seinen Entwurf eines dreidimensionalen Temperamentsmodells vorstellte (Cloninger 1987). Bei der Weiterentwicklung des Konzepts hin zu einem siebendimensionalen

◘ **Tab. 4.4.** Dimensionen des Temperament- und Charakterinventars (TCI-R) bzw. des Junior-Temperament- und Charakterinventars (JTCI)

TCI-R-/JTCI-Temperamentsfaktor	Sekundärskala
Neugierverhalten	Explorative Erregbarkeit Impulsivität Extravaganz Regellosigkeit
Schadensvermeidung	Angst vor Ungewissem Zukunftssorgen Schüchternheit Ermüdbarkeit
Belohnungsabhängigkeit	Empfindsamkeit Emotionale Offenheit Bindung Abhängigkeit
Beharrungsvermögen	Arbeitseifer Ausdauer Ehrgeiz Perfektionismus
Selbstlenkungsfähigkeit	Verantwortlichkeit Zielbewusstheit Einfallsreichtum Selbstakzeptanz
Kooperativität	Soziale Akzeptanz Empathie Hilfsbereitschaft Mitleid Gewissen
Selbsttranszendenz*	Selbstvergessenheit Transpersonale Identifikation Spirituelle Akzeptanz

* Bei Kindern vereinfacht: „Fantasie"/„Spiritualität".

▣ Tab. 4.5. Zusammenhang von Temperamentsmerkmalen und Persönlichkeitsstörungen (Cloninger 1987)

Persönlichkeitsstörung	Temperamentsausprägung		
	Neugierverhalten	Schadensvermeidung	Belohnungsabhängigkeit
Schizoid	Niedrig	Niedrig	Niedrig
Dissozial	Hoch	Niedrig	Niedrig
Borderline	Hoch	Hoch	Niedrig
Histrionisch	Hoch	Niedrig	Hoch
Passiv aggressiv	Hoch	Hoch	Hoch
Dependent	Niedrig	Hoch	Hoch
Anankastisch	Niedrig	Hoch	Niedrig
Zyklothym	Niedrig	Niedrig	Hoch

hoch oberes Terzil; niedrig unteres Terzil.

Modell wurde von Cloninger et al. eine Unterscheidung der Persönlichkeit in die beiden Bereiche „Temperament" und „Charakter" vorgenommen (Cloninger et al. 1993), um insbesondere auch das Problem der dimensionalen Diagnostik von Persönlichkeitsstörungen anzugehen.

Das biopsychosoziale Persönlichkeitsmodell von Cloninger wurde von Goth u. Schmeck (2008) für die Erfassung von Persönlichkeitsmerkmalen im Vorschulalter (3–6 Jahre: JTCI/3-6), im Grundschulalter (7–11 Jahre: JTCI/7-11) und in der Adoleszenz (12–18 Jahre: JTCI/12-18-R) adaptiert.

Dimensionen des Temperament- und Charakterinventars (TCI-R) bzw. des Junior-Temperament- und Charakterinventars (JTCI) zeigt ▣ Tab. 4.4.

Die Charakterskalen Selbstlenkungsfähigkeit und Kooperativität sollen bei niedriger Ausprägung das Vorliegen einer Persönlichkeitsstörung anzeigen („unreife Charakterstruktur"), die Differenzialdiagnose (welche Art von Persönlich-

keitsstörung?) erfolgt über die spezifische Temperamentskonstellation der 3 Dimensionen:
— Neugierverhalten,
— Schadensvermeidung und
— Belohnungsabhängigkeit.

Den Zusammenhang von Temperamentsmerkmalen und Persönlichkeitsstörungen verdeutlicht ▣ Tab. 4.5.

Zur Überprüfung dieser Zusammenhänge analysierten Svrakic et al. (1993; 2002) bei 2 Stichproben von 300 bzw. 109 Patienten mit Persönlichkeitsstörungen die Ausprägungen der TCI-Skalen. Die Charakterskalen Selbstlenkungsfähigkeit und Kooperativität erwiesen sich über alle 3 Cluster hinweg als hochsignifikante Indikatoren für das Vorliegen einer Persönlichkeitsstörung (p < 0,001 bzw. p < 0,0001). Die Korrelation der Temperamentsdimensionen mit den 3 Clustern entsprachen den Vorhersagen: Negative Korrelationen von Cluster-A-Störungen mit Belohnungsabhängigkeit (–0,41) und positive Korrelationen von Cluster-B-Störungen mit Neugierverhalten (0,46) sowie von Cluster-C-Störungen mit Schadensvermeidung (0,61). Parker et al. (2003) konnten die beschriebene diagnostische Systematik im Zusammenhang mit der Validierung des australischen TCI replizieren und konstatieren, dass die Charakterskalen Selbstlenkungsfähigkeit und Kooperativität die Ausprägung einer Persönlichkeitsstörung erfassen, während die Temperamentsskalen den spezifischen Stil abbilden.

Barnow et al. (2005b; 2007), die spezifisch Borderline-Persönlichkeitsstörungen im Vergleich zu anderen psychischen Störungen und gesunden Kontrollen im Hinblick auf Ausprägungen von TCI-Temperament- und Charakterskalen analysierten, fanden bei dieser Störungsgruppe extrem niedrige Werte in der Selbstlenkungsfähigkeit und kamen zu dem Schluss, dass Therapie (-planung) spezifische individuelle Persönlichkeitsdefizite und Reifeaspekte berücksichtigen sollte.

Vergleichbar zu Ergebnissen an Erwachsenenpopulationen zeigen die Untersuchungen von Schmeck (2001b,c) an einer klinischen Stichprobe von 235 jugendpsychiatrischen Patienten, dass Jugendliche mit Cluster-B-Persönlichkeitsstörungen charakterisiert sind durch erhöhte

Werte auf den beiden Temperamentsdimensionen Schadensvermeidung und Neugierverhalten sowie weit unterdurchschnittlichen Werten auf der Charakterdimension Selbstlenkungsfähigkeit. Niedrige Selbstlenkungsfähigkeit zeigte sich als signifikanter Prädiktor von Persönlichkeitsstörungen im Jugendalter. Maggini et al. (2000) konnten ebenfalls die Beziehungen zwischen Temperamentsmerkmalen und einzelnen Persönlichkeitsstörungskategorien an einer Stichprobe von 2889 16- bis 18-jährigen Jugendlichen unter Verwendung des TPQ- und des SCID-II-Fragebogens replizieren.

4.3.4 PSSI (Persönlichkeitsstil- und Störungsinventar)

Das Persönlichkeitsstil- und Störungsinventar (PSSI) von Kuhl u. Kazén (1997) ist ein Selbstbeurteilungsinstrument, das die relative Ausprägung von Persönlichkeitsstilen quantifiziert. Diese werden aufgefasst als nichtpathologische Entsprechungen der in DSM-IV und ICD-10 beschriebenen Persönlichkeitsstörungen. Das Inventar besteht aus 140 Items, die 14 Skalen zugeordnet sind, und ist für den Einsatz bei Erwachsenen und Jugendlichen ab 14 Jahren geeignet.

Unterscheiden ist wichtig: Differenzialdiagnostik

Wie schon unter ▶ Abschn. 2.6 beschrieben sind eine ausführliche kinder- und jugendpsychiatrische sowie (bei begründetem Verdacht) auch eine neuropädiatrische Untersuchung dringend erforderlich, um auszuschließen, dass die beobachteten Auffälligkeiten evtl. durch eine Hirnschädigung oder eine andere psychiatrische Störung verursacht werden.

Zu beachten ist ebenfalls, dass das Vorliegen einer Persönlichkeitsstörung nicht ausschließt, dass andere (komorbide) psychiatrische Störungen vorhanden sind. Diese Herangehensweise ist im Klassifikationssystem DSM-IV leichter umzusetzen, da dort die Persönlichkeitsstörungen auf der 2. Achse codiert werden, sodass generell auf der 1. Achse das Vorliegen weiterer psychiatrischer Störungen geprüft wird.

❗ Eine grundlegende diagnostische Schwierigkeit besteht darin, dass in beiden Klassifikationssystemen zwar voneinander abgegrenzte Störungsbilder beschrieben werden, diese sich jedoch im klinischen Alltag häufig dimensional überlappen. Wenn eine Persönlichkeitsstörung diagnostiziert wurde, ist die Wahrscheinlichkeit, dass auch die Kriterien einer oder mehrerer anderer Persönlichkeitsstörungen zutreffen, deutlich erhöht. Deshalb werden die gegenwärtigen Klassifikationssysteme gerade im Bereich der Persönlichkeitsstörungen bei zukünftigen Revisionen deutliche Veränderungen erfahren.

5.1   Persönlichkeitsänderungen

Im Konzept der Persönlichkeitsstörungen wird davon ausgegangen, dass es sich bei der Entwicklung einer Persönlichkeitsstörung um einen lang dauernden und in der Regel im Kindes- und Jugendalter beginnenden Prozess handelt, der sich nach und nach zu einer manifesten Störung mit entsprechender Diagnose verfestigt (▶ Abschn. 3.4). Wenn es nach extremen Belastungen

oder als Folge von schweren psychiatrischen Krankheiten zu Persönlichkeits- und Verhaltensstörungen kommt, ohne dass vorher eine Persönlichkeitsstörung bestanden hatte, wird von einer Persönlichkeitsänderung (ICD-10: F62) gesprochen. Sie sollte deutlich ausgeprägt sein und wie bei einer Persönlichkeitsstörung mit einem unflexiblen und fehlangepassten Verhalten verbunden sein, das jedoch vor der Extrembelastung nicht bestanden hatte.

Eine andauernde Persönlichkeitsänderung nach Extrembelastung (ICD-10: F62.0) wird diagnostiziert, wenn als Folge einer Belastung katastrophalen Ausmaßes eine wenigstens über 2 Jahre bestehende Persönlichkeitsänderung zu beobachten ist, die durch eine feindliche oder misstrauische Haltung gegenüber der Welt, durch sozialen Rückzug, Gefühle der Leere oder Hoffnungslosigkeit, ein chronisches Gefühl der Anspannung wie bei ständigem Bedrohtsein und Entfremdungsgefühl, gekennzeichnet ist. Mögliche Extrembelastungen sind:

- andauerndes Ausgesetztsein einer lebensbedrohlichen Situation (z. B. als Opfer von Terrorismus),
- andauernde Gefangenschaft mit unmittelbarer Todesgefahr,
- Folter,
- Katastrophen,
- Konzentrationslagererfahrungen.

Von einer andauernden Persönlichkeitsänderung nach psychischer Krankheit (ICD-10: F62.1) spricht man, wenn eine über wenigstens 2 Jahre hinweg bestehende Persönlichkeitsänderung auf der traumatischen Erfahrung einer schweren psychiatrischen Krankheit beruht, die zu einer massiven Abhängigkeit und Anspruchshaltung gegenüber anderen führt sowie zu der Überzeugung, durch die Krankheit verändert oder stigmatisiert worden zu sein. Dadurch werden persönliche Beziehungen belastet, es kommt zu labiler und dysphorischer Stimmung und zu

▣ Tab. 5.1. Differenzialdiagnosen und Komorbidität (ICD-10; DSM-IV-TR; Tress et al. 2002; Bronisch 2006; Leitlinien der DGKJPP 2007)

Persönlichkeits-störung	Differenzialdiagnose	Häufige Komorbidität
Paranoid	Paranoide Schizophrenie (F20.0) Anhaltende wahnhafte Störung (F22) Querulantenwahn (F22.8) Affektive Störung (F3)	Agoraphobie, soziale Phobie, depressive Störung
Schizoid	Asperger-Syndrom (F84.5) Schizotype Störung (F21) Wahnhafte Störung (F22.0) Affektive Störung (F3)	Substanzabusus/-abhängigkeit, Angststörungen, Dysthymie
Dissozial	Störung des Sozialverhaltens (F91) Borderlinestörung (F60.3) Manische Episoden (F30) Schizophrenie (F20) Störungen der Impulskontrolle (z. B. Pyromanie, Kleptomanie, F63)	Hyperkinetische Störungen, Substanzabusus/-abhängigkeit, depressive Störungen
Emotional Instabil	Akute vorübergehende psychotische Störungen (F23) Posttraumatische Belastungsstörung (F43.1) Dissoziative Störung (F44) Affektive Störungen (F3) Hyperkinetische Störungen (F90) Artifizielle Störung (F68.1)	Essstörungen, depressive Störungen, Angststörungen, Störung des Sozialverhaltens, Substanzabusus/-abhängigkeit
Histrionisch	Affektive Störungen (F3) Somatoforme Störungen (F45) Dissoziative Störung (F44) Artifizielle Störung (F68.1)	Zyklothyme Störung
Narzisstisch	Angststörungen (F41)	Depressive Störungen, Angststörungen, Substanzabusus/-abhängigkeit
Ängstlich-vermeidend	Soziale Phobie (F40.1) Agoraphobie (F40.0) Angststörungen (F41) Affektive Störungen (F3)	Angststörungen, Dysthymie
Dependent	Ängstlich-vermeidende PS	Angststörungen, Somatisierungsstörungen, Essstörungen
Zwanghaft	Zwangsstörung (F42)	Zwangsstörung

PS Persönlichkeitsstörung;

Einbußen in der sozialen und beruflichen Funktionsfähigkeit.

5.2   Differenzialdiagnose verschiedener Persönlichkeitsstörungen

Differenzialdiagnosen und Komorbidität zeigt ◘ Tab. 5.1.

Was ist zu tun: Interventionen

6.1   Auswahl des Interventions-settings

Für die Behandlung von Persönlichkeitsstörungen gilt, wie auch für andere psychiatrische Störungen, dass ein abgestuftes Vorgehen sinnvoll ist, um die betroffenen Jugendlichen so weit wie möglich in ihrem natürlichen Umfeld zu belassen. Deshalb sind in der Regel ambulante Behandlungsmaßnahmen zu ergreifen, bevor eingreifendere Maßnahmen wie teilstationäre oder vollstationäre Behandlungen gewählt werden. Abweichend davon ist allerdings eine Klinikaufnahme indiziert, wenn akute Krisen mit massiver Eigen- oder Fremdgefährdung vorliegen oder wenn die psychiatrische Komorbidität (wie Suchtstörungen, Essstörungen oder Angststörungen) so ausgeprägt ist, dass deren Behandlung im Vordergrund steht. Ein weiterer Grund für eine stationäre Aufnahme kann in einer schwerwiegenden psychosozialen Krisensituation liegen, in der z. B. der familiäre Rahmen keinen Halt mehr gibt oder in dem es zu aktiven Schädigungen des Jugendlichen durch Vernachlässigung, Misshandlungen oder Missbrauch kommt. Unter solchen Umständen ist eine ambulante Behandlung in aller Regel nicht mehr durchführbar, da der Schutz des Jugendlichen Vorrang hat.

Dulz et al. (2000) differenzieren Behandlungsindikationen für Patienten mit Borderline-Persönlichkeitsstörungen nach 5 Kategorien:

- beim Fehlen ausgeprägter Impulsdurchbrüche und bei ausreichender Beziehungsfähigkeit ist eine ambulante Psychotherapie indiziert;
- bei Patienten mit gestörter Beziehungsfähigkeit und drohenden oder realen Impulsdurchbrüchen ist eine stationäre Behandlung erforderlich, die die Stufen „geschlossen – offen – tagesklinisch – ambulant" durchlaufen kann;
- bei sehr Ich-schwachen Patienten wird eine eher stützende und strukturierende stationäre Behandlung von kürzerer Dauer empfohlen;

- wenn zusätzlich delinquente Verhaltensweisen auftreten, werden Einrichtungen mit einem spezifischen Setting benötigt;
- keine Behandlung bei fehlender Motivation oder mangelnder Introspektionsfähigkeit.

Gerade der letzte Punkt ist bei jugendlichen Patienten mit Borderline-Persönlichkeitsstörungen kritisch zu sehen, denn Motivation und Einsicht in die Notwendigkeit von Behandlungsmaßnahmen sind bei Jugendlichen häufig nicht sehr stark ausgeprägt. Um grundlegende Entwicklungsschritte nicht langfristig zu gefährden, kann deshalb in Einzelfällen eine Behandlung auch gegen den Willen der Betroffenen durchgeführt werden, wenn eine solche Behandlung nach einem Antrag der Eltern nach § 1631b BGB familienrichterlich genehmigt wird. Zu beachten ist dabei jedoch, dass eine solche Maßnahme in der Regel eine zusätzliche Belastung im meist schon instabilen Familiensystem darstellt.

!   Ein therapeutisches Arbeitsbündnis mit dem jugendlichen Patienten unabhängig vom Willen der Eltern möglichst bald herzustellen ist für den erfolgreichen Fortgang der Behandlung entscheidend, sonst sind die therapeutischen Bemühungen zum Scheitern verurteilt.

Ein (Jugend-) psychiatrisches oder psychotherapeutisches „treatment as usual" ist bei Patienten mit schweren Persönlichkeitsstörungen wenig hilfreich. Dies trifft neben den Borderline-Persönlichkeitsstörungen in besonderem Maße für die Behandlung von dissozialen Persönlichkeitsstörungen zu. Bei Letzteren gibt es nicht nur beträchtliche Zweifel, ob Standardbehandlungsmaßnahmen überhaupt wirksam sind, sondern darüber hinaus sogar Hinweise dafür, dass (gut gemeinte) Behandlungen das Zustandsbild sogar verschlechtern können (▶ Abschn. 6.2.3). Von daher sind gerade für die Behandlung von Jugendlichen mit Persönlichkeitsstörungen spezialisierte Behandlungsprogramme mit entsprechend ausgebildetem Personal notwendig:

- entsprechend spezialisierten Praxen,
- Spezialsprechstunden von Institutsambulanzen,
- teilstationären oder stationären jugendpsychiatrischen Kliniken, die speziell für die Bedürfnisse von Jugendlichen mit Persönlichkeitsstörungen qualifiziert sind,
- Jugendhilfeeinrichtungen, die mit liaison- oder konsiliarpsychiatrischer Unterstützung Jugendlichen mit Persönlichkeitsstörungen einen Halt gebenden Rahmen für einen Zeitraum von mehreren Jahren bieten.

Da kinder- und jugendpsychiatrische Kliniken in der überwiegenden Zahl der Fälle von ihrer Bettenzahl her deutlich beschränkter sind als erwachsenenpsychiatrische Kliniken, ist es sehr viel schwieriger, ein spezialisiertes Behandlungsangebot im Sinne einer „Persönlichkeitsstörungsstation" aufzubauen, wie es im Erwachsenenbereich bereits erfolgreich praktiziert wird (Dulz u. Knauerhase 2006). Erste Ansätze sind in den letzten Jahren entstanden wie z. B. die Station „Wellenreiter" in Lübeck, in der seit 2004 ein stationäres DBT-A-Behandlungsprogramm für eine Gruppe von 8 jugendlichen Mädchen mit Borderline-Persönlichkeitsstörungen als überregionales Behandlungsangebot durchgeführt und evaluiert wird (von Auer 2007).

6.2 Behandlungsansätze

Für die Behandlung von Persönlichkeitsstörungen im Jugendalter gibt es bisher kaum kontrollierte Therapiestudien, sodass zum gegenwärtigen Zeitpunkt weitgehend auf klinische Erfahrungen und auf die Ergebnisse der Behandlung von Erwachsenen zurückgegriffen werden muss.

Für einige allgemeine therapeutische Prinzipien gibt es ausreichende empirische Belege für den erfolgreichen Einsatz bei der Behandlung von Persönlichkeitsstörungen im Erwachsenenalter (Bateman u. Fonagy 2000). Danach sollten therapeutische Maßnahmen

- auf dem Boden einer tragfähigen Beziehung zwischen Patient und Therapeut ablaufen,
- langfristig angelegt sein,
- einen klaren Behandlungsfokus haben und
- einen aktiven und strukturierenden Ansatz wählen.

Ein Kernproblem von Patienten mit den verschiedensten Arten von Persönlichkeitsstörungen besteht darin, stabile Beziehungen aufzubauen und aufrecht zu erhalten. Da aber ohne therapeutische Arbeitsbeziehung eine Therapie nicht erfolgreich sein kann, muss diesem Aspekt große Aufmerksamkeit gewidmet werden (Luborski 1984). Im Verlauf der Behandlung einer Persönlichkeitsstörung ist davon auszugehen, dass ein einmal aufgebautes Arbeitsbündnis vom Patienten immer wieder in Frage gestellt wird oder droht zu zerbrechen. Zu beachten ist dabei, dass der Erfolg einer Behandlung sehr viel stärker davon beeinflusst wird, wie der Patient das Arbeitsbündnis wahrnimmt, als wie es vom Therapeuten wahrgenommen wird.

! Ist das Arbeitsbündnis bedroht oder droht zu zerbrechen, sollte dies vom Therapeuten zum Thema gemacht werden. Um einen konsistenten Rahmen für die Behandlung zu schaffen, ist ein vor der Behandlung abgeschlossener Behandlungsvertrag von Nutzen.

6.2.1 Allgemeine therapeutische Prinzipien zur Behandlung von Persönlichkeitsstörungen

Livesley (2001b) formuliert in seinem integrativen Ansatz grundlegende Thesen zu Persönlichkeitsstörungen, aus denen er Prinzipien für die Behandlung verschiedener Arten von Persönlichkeitsstörungen ableitet.

1. Persönlichkeitsstörungen umfassen verschiedene Gebiete von Psychopathologie

Im Gegensatz zu anderen psychiatrischen Störungen wie Angststörungen, depressive Störungen, Tic-Störungen etc. sind bei einer Persönlichkeitsstörung vielfältige Symptome in verschiedenen psychopathologischen Bereichen zu finden. Ein Behandlungsmodell, das nur auf einer einzelnen Interventionsform beruht, wird von daher dem komplexen Störungsbild nicht gerecht. Ein umfassendes Behandlungsangebot erfordert eine Kombination von Interventionen, die auf die spezifischen Probleme des individuellen Patienten zugeschnitten sind.

2. Persönlichkeitsstörungen zeigen bestimmte Kernmerkmale (bei allen Patienten und allen verschiedenen Persönlichkeitsstörungsdiagnosen) sowie spezifische Muster (nur bei manchen Patienten zu beobachten)

Ein umfassendes Behandlungsmodell erfordert somit 2 Komponenten:

- Generelle Strategien, um die allgemeine Pathologie von persönlichkeitsgestörten Patienten zu erreichen, und
- spezifische Interventionen, die auf den Einzelfall zugeschnitten sind.

3. Bei Persönlichkeitsstörungen handelt es sich um ein biopsychologisches Zustandsbild mit einer komplexen biologischen und psychosozialen Ätiologie

Livsley (2001b) zieht daraus 3 Schlussfolgerungen:

- Sowohl biologische als auch psychologische Interventionen haben ihren Platz in der Behandlung,
- biologische und Entwicklungsfaktoren können Grenzen setzen für das Ausmaß, in dem Symptome von Persönlichkeitsstörungen veränderbar sind,
- ein Hauptziel der Behandlung besteht darin, die Adaptationsfähigkeit des Patienten zu verbessern.

4. Abnorme psychosoziale Lebensumstände beeinflussen die Entwicklung der Persönlichkeit

Eine Behandlung von Persönlichkeitsstörungen sollte deshalb Maßnahmen einschließen, die die Auswirkungen von abnormen Lebensereignissen beeinflussen können.

Aus diesen 4 Prinzipien werden allgemeine Strategien zur Behandlung abgeleitet:

Strategie I: Aufbau und Aufrechterhaltung eines therapeutischen Arbeitsbündnisses

Ein Kernproblem von Patienten mit den verschiedensten Arten von Persönlichkeitsstörungen besteht darin, stabile Beziehungen aufzubauen und aufrecht zu erhalten. Da aber ohne therapeutische Arbeitsbeziehung eine Therapie nicht erfolgreich sein kann, muss diesem Aspekt große Aufmerksamkeit gewidmet werden. Nach Luborski (1984) hat ein gutes Arbeitsbündnis 2 Komponenten:

Wahrnehmungskomponente. Hier sieht der Patient die Therapie und den Therapeuten als hilfreich an und nimmt sich selber als jemand wahr, der Hilfestellung benötigt und akzeptiert (was jedoch bei Menschen mit narzisstischen Persönlichkeitsstörungen zu Beginn der Behandlung in der Regel nicht gegeben ist). Die Wahrnehmungskomponente des Arbeitsbündnisses ist gekennzeichnet durch das Gefühl, dass der Therapeut zugewandt und unterstützend ist, die Therapie hilfreich ist, eine Beziehung zum Therapeuten besteht, der Therapeut den Patienten respektiert und wertschätzt und der Patient den Therapieprozess als hilfreich erachtet. Die Aufgabe des Therapeuten besteht darin, dem Patienten zu vermitteln, dass seine Probleme behandelbar sind und dass der Therapeut und das von ihm gewählte Therapieverfahren vertrauenswürdig sind.

Beziehungskomponente zwischen Patient und Therapeut. Die Beziehungskomponente des Arbeitsbündnisses ist gekennzeichnet durch die Wahrnehmung des Patienten, dass er mit dem Therapeuten gemeinsam an seinem Problem arbeitet, dieser ihm Informationen gibt zum besseren Verständnis des Problems und er sich auf die Vorschläge des Therapeuten zur Behandlung seines Problems einlässt.

Luborski (1994) beschreibt eine Reihe von Komponenten, die hilfreich sein sollen, ein stabiles Arbeitsbündnis zwischen Therapeut und Patient aufzubauen und aufrecht zu erhalten. Zur Etablierung einer positiven Wahrnehmung des Therapiebündnisses helfen folgende Komponenten:

- Optimismus erzeugen,
- Verständnis und Akzeptanz mitteilen,
- Festlegen von gemeinsam erarbeiteten Therapiezielen,
- Wahrnehmen von Fortschritten.

Folgende Komponenten sollen der Etablierung des Beziehungsaspekts des Arbeitsbündnisses dienen:

- Vermittlung von Kenntnissen und Fertigkeiten, die von Patient und Therapeut gleichermaßen als hilfreich akzeptiert werden,
- Verwenden einer beziehungsorientierten Sprache,
- Bezugnahme auf Erfahrungen, die im Verlauf der Behandlung miteinander geteilt wurden,
- gemeinsame Suche nach Verständnis für das Problem.

Im Verlauf der Behandlung einer Persönlichkeitsstörung ist davon auszugehen, dass ein einmal aufgebautes Arbeitsbündnis vom Patienten immer wieder in Frage gestellt wird, oder droht zu zerbrechen. Dabei ist zu beachten, dass der Erfolg einer Behandlung sehr viel stärker davon beeinflusst wird, wie der Patient das Arbeitsbündnis wahrnimmt, als wie es vom Therapeuten wahrgenommen wird. Wenn das Arbeitsbündnis bedroht ist oder droht zu zerbrechen, sollte dies vom Therapeuten zum Thema gemacht werden. Mit dem Ansprechen und Diskutieren dieses Problems vermittelt der Therapeut dem Patienten seine Fähigkeit zur Einfühlung sowie sein Interesse an einer weiteren Kooperation. Darüber hinaus zeigt er dem Patienten auch Lösungsmöglichkeiten für interpersonelle Probleme auf; dies kann eine Modellwirkung für andere Lebensbereiche des Patienten haben.

❗ Therapeuten sollten bereit sind, eigene Fehler einzugestehen. So wird auch den überkritischen Patienten vermittelt, dass man Fehler machen darf, was zu einer nachhaltigen positiven Erfahrung führen kann.

Strategie II: Aufbau und Aufrechterhaltung eines konsistenten Behandlungsprozesses
Um einen konsistenten Rahmen für die Behandlung zu schaffen, kann ein vor der Behandlung abgeschlossener Behandlungsvertrag von Nutzen sein. Dieses Vorgehen ist bei verschiedenen standardisierten Therapieverfahren wie DBT und TFP integraler Bestandteil der Behandlung (▶ Kap. 6.3).

Strategie III: Validierung (Wertschätzung)
Die Wertschätzung des Patienten ist ein Kernelement jeder Psychotherapie. Diese Variable wird deshalb auch von verschiedenen therapeutischen Richtungen betont (z. B. in der Selbstpsychologie von Kohut, der klientenzentrierten Therapie von Rogers oder der dialektisch-behavioralen Therapie von Linehan).
Zum Konzept der Wertschätzung gehören:
- Wahrnehmen, Anerkennen und Akzeptieren von Verhalten und Erfahrung des Patienten,
- Suche nach Bedeutung für das Verhalten und Erleben des Patienten,
- Versuche der Veränderung von selbstabwertenden Äußerungen und Einstellungen des Patienten,
- Ansprechen von Bereichen, in denen der Patienten kompetent ist (Ressourcen),

— Handling von Situationen, in denen sich der Patient vom Therapeuten nicht ausreichend wertgeschätzt fühlt.

Strategie IV: Aufbau und Aufrechterhaltung von Behandlungsmotivation

In empirischen Untersuchungen erwies sich eine Reihe von Interventionen als hilfreich, um die Motivation des Patienten zu stärken, Veränderungen im Verlauf des Therapieprozesses anzustreben (Miller u. Rollnick 1991). Es handelte sich dabei um folgende Interventionen:
— aktive Unterstützung,
— Ratschläge,
— Hilfe bei der Beseitigung von Hindernissen,
— Aufzeigen von Wahlmöglichkeiten und Handlungsoptionen,
— Interesse am dysfunktionalem Verhalten vermindern,
— empathisch sein,
— Feedback geben,
— Fehler abklären.

Livesley (2001b) fügt dem noch weitere therapeutische Maßnahmen hinzu, die ebenfalls den Aufbau von Veränderungsmotivation beim Patienten unterstützen sollen. Er schlägt vor, die Unzufriedenheit des Patienten mit seiner gegenwärtigen Situation zu nutzen. Weiterhin sei es wichtig, sich auf kleine Schritte zur Veränderung zu konzentrieren. Anreize dafür, dass der Patient sich lieber nicht verändern wolle, sollten identifiziert werden. Schließlich sei es wichtig wahrzunehmen, dass Veränderungen für die meisten Patienten einen Annäherungs-Vermeidungs-Konflikt darstellen würden, da Veränderungen von Verhaltensweisen oder Einstellungen auf der einen Seite als sehr erwünscht angestrebt würden, andererseits aber in der Regel auch mit einem nicht unerheblichen Ausmaß von Angst und Ablehnung einhergehen. Wenn beide Seiten vom Therapeuten aktiv angesprochen werden, hilft dies dem Patienten, die Negativeinstellung zu überwinden, die einer Veränderung im Wege steht.

Therapeutische Strategien zur Bewältigung von Krisensituationen

Ein zentraler Punkt in der Behandlung von Patienten mit Persönlichkeitsstörungen liegt im erfolgreichen Umgang mit exazerbierenden Symptomen und Krisensituationen. Solche Zustände führen häufig zu einer krisenhaften Zuspitzung, die mit selbstverletzendem Verhalten oder Suizidversuchen einhergehen kann. Aufgefangen werden können solche Krisen durch:
— **Containment:** Der Therapeut dient als Container zur Aufbewahrung von für den Patienten unerträglichen Emotionen und schlecht steuerbaren Impulsen.
— **Medikamentöse Unterstützung:** Mithilfe von pharmakotherapeutischen Maßnahmen (z. B. Einsatz von atypischen Neuroleptika) können emotionale Dysregulation, Störung der Impulskontrolle und kognitive Dysregulation angegangen werden.
— **Therapeutische Interventionen:** Der therapeutische Ansatz erfolgt hier entweder auf der kognitiv-behavioralen Ebene (entsprechend dem Vorgehen der dialektisch-behavioralen Therapie) oder es wird die therapeutische Beziehung in den Mittelpunkt gestellt und die Auswirkungen des selbstschädigenden Verhaltens auf den Therapieprozess reflektiert (wie bei der „Transference-Focused Psychotherapy").

Gruppentherapie

Eines der Hauptmerkmale aller Persönlichkeitsstörungen ist eine Interaktionsstörung mit anderen Menschen. Die Interaktion mit Gleichaltrigen sowie die Fähigkeit, Freundschaften zu schließen und zu halten ist in der Adoleszenz eine zentrale Entwicklungsaufgabe, die den Selbstwert bei Jugendlichen reguliert und stabilisiert und eine Loslösung von den primären Bezugspersonen ermöglicht. Seiffge-Krenke benennt Freunde deshalb sehr zutreffend als „Entwicklungshelfer" (Seiffge-Krenke 2004).

❗ Die Verbesserung der Kontakte zu Gleichaltrigen ist daher ein zentrales therapeutisches Anliegen, das besonders gut in Gruppentherapien unterstützt werden kann..

Oft gelingt es unter dem Schutz des anwesenden Therapeuten, sich den anderen Jugendlichen in der Gruppentherapie anzunähern, Kritik und Lob von ihnen anzunehmen, deren Normen zu überprüfen und mit den eigenen abzugleichen. Dies gelingt oft mit Gleichaltrigen besser als mit Erwachsenen, da die Beziehungen zu ihnen auf egalitären Machtstrukturen und denselben Entwicklungsanforderungen beruhen (Seiffge-Krenke 2004)

Elternarbeit

❗ Wie bei allen psychischen Störungen geht auch bei der Behandlung der Persönlichkeitsstörungen die Entwicklung dahin, ambulante Behandlungsmethoden den stationären vorzuziehen. Allein schon deshalb ist es von großer Bedeutung, Eltern in die therapeutische Arbeit mit einzubeziehen, da die Adoleszenten in den meisten Fällen noch bei ihren Herkunftsfamilien leben. Außerdem unterschätzt das Heraushalten der Eltern aus der Therapie die Bedeutung familiärer Interaktionen für das Fortbestehen der Probleme. Die Arbeit mit den Eltern gelingt jedoch nur, wenn diese nicht als die Verursacher der Krankheit verteufelt werden (► Abschn. 3.4) und darin kein notwendiges Übel, sondern eine Voraussetzung für das Gelingen der Therapie gesehen wird (Novick u. Kelly Novick 2003; Fruzzetti et al. 2005).

Die folgenden Gründe sprechen dafür, Eltern in die Behandlung einzubeziehen:
- Die Vorstellung erfolgt meist während einer Krisensituation in der Regel durch die Eltern, bei denen der Adoleszente auch vorwiegend lebt.
- Das Bündnis mit den Eltern stellt einen wesentlichen Teil der Therapie dar. Erst wenn es dem Therapeuten gelingt, die Eltern davon zu überzeugen, dass sie gebraucht werden und hilfreich sind, wenn sie in ihrem Handeln angeleitet werden (Johnson 1991) kann die Schuldfrage verbannt und die Gefahr, dass die Eltern die Behandlung sabotieren, vermindert werden. Dies kann gelingen, indem man den Eltern mitteilt, dass nach heutigem Kenntnisstand die Entwicklung von Persönlichkeitsstörungen ein komplexes Zusammenwirken verschiedener Faktoren voraussetzt. So kann mit dem nötigen Abstand zur Vergangenheit alle Energie darauf verwendet werden, sich den aktuellen Problemen zu stellen und eine Veränderung der Situation zu erreichen (Ruiz-Sancho u. Gunderson 2000).
- Es ist wichtig nicht nur die pathogenen Beziehungsmuster der Familien, sondern deren Ressourcen zu betrachten und sich den besonderen Stärken dieser Familien zuzuwenden, um diese zu mobilisieren. Ebenso ist die Zuwendung zu dem Leid, das diese Familie erfährt, indem sie ein psychisch schwer und chronisch erkranktes Kind hat, dringend erforderlich.
- Man kann Eltern schulen die besonderen Empfindsamkeiten ihres Borderline-Kindes gegenüber emotionalen Reizen, besonders zwischenmenschlichen Stressoren wie Kritik, Zurückweisung und Trennung zu berücksichtigen. Ziel ist es den Eltern immer wieder die kleinen Schritte der Veränderung aufzuzeigen und damit unrealistische Erwartungen und somit Enttäuschung helfen zu vermeiden.
- Das Arbeiten mit den Eltern ermöglicht u. U. ein Verbleiben des Jugendlichen in der Familie. Auch bei heftig gestörten Eltern gibt es

eine intensive Bindung des Kindes an diese. Trennung könnte zur Dekompensation und somit zu Therapieabbrüchen führen.

6.2.2 Behandlung von emotional-instabilen Persönlichkeitsstörungen

Der weit überwiegende Teil der Behandlungskonzepte für Persönlichkeitsstörungen wurde für die Therapie von emotional-instabilen Persönlichkeitsstörungen entwickelt. Dabei wurden von verschiedenen Therapierichtungen grundlegende Modifikationen des üblichen therapeutischen Vorgehens erarbeitet, um mit den speziellen Störungsmustern von borderline-gestörten Patienten umgehen und diese behandeln zu können. Folgende spezifische Therapieverfahren zur Behandlung von emotional-instabilen Persönlichkeitsstörungen liegen in manualisierter Form vor:

- dialektisch-behaviorale Therapie (DBT; Linehan 1993),
- übertragungsfokussierte psychodynamische Therapie (TFP; Clarkin et al. 1999),
- mentalisierungsgestütze Therapie (MBT; Bateman u. Fonagy 2001),
- schemafokussierte Therapie (SFT; Young et al. 2005),
- strukturbezogene Therapie (Rudolf 2004).

Modifikationen im Vergleich zum Standardvorgehen ergeben sich z. B. in dem Sinne, dass psychodynamische Ansätze wie die übertragungsfokussierte psychodynamische Therapie in ihrem Vorgehen auch Strukturierung und Grenzsetzung betonen und in der Modifikation des Programms für Jugendliche auch Elemente von Psychoedukation und verhaltenstherapeutische Aspekte einführen. Während dessen schenken verhaltenstherapeutisch orientierte Ansätze wie die dialektisch-behaviorale Therapie der Arbeit an der Beziehung Beachtung oder betonen wie bei der schemafokussierten Therapie die Bedeu-

tung von frühkindlichen Erfahrungen. Letztendlich bedeutet dies, dass sich diese beiden oft so weit auseinander liegenden Therapierichtungen beim Vorgehen zur Behandlung von Borderline-Persönlichkeitsstörungen ein deutliches Stück aufeinander zu bewegt haben.

Die verschiedenen Therapieformen sowie die Konzepte für die stationäre Behandlung von Borderline-Persönlichkeitsstörungen werden in den ▶ Abschn. 6.3 und 6.5 ausführlich dargestellt.

6.2.3 Behandlung von dissozialen Persönlichkeitsstörungen

Da die Behandlung von Jugendlichen oder Erwachsenen mit einer dissozialen Persönlichkeitsstörung eine der umstrittensten Indikationen von Psychotherapie darstellt, soll dieses Thema an dieser Stelle ein wenig ausführlicher dargestellt werden. Wie in vielen anderen Bereichen der Psychotherapie verläuft auch bei dieser Frage die Entwicklung über die Jahre hinweg nicht linear, sondern in einem wellenförmigen Auf und Ab. Nachdem über viele Jahre hinweg Menschen mit dissozialen Persönlichkeitsstörungen als unbehandelbar galten (schon die Frage, ob es sich um Patienten handelt oder nicht, war und ist sehr umstritten), breitete sich in den 70er- und 80er-Jahren des vergangenen Jahrhunderts ein gewisser Optimismus aus, was die Therapierbarkeit solcher Störungen angeht. In forensischen Kliniken und auch in manchen Haftanstalten wurden therapeutische Anstrengungen unternommen, ohne dass jedoch eine konsequente Evaluation der Ergebnisse durchgeführt wurde.

Die Studie von Rice et al. (1992) „An evaluation of a maximum-security therapeutic community for psychopaths and other mentally disordered offenders" schlug deshalb ein wie „eine Bombe". Die Arbeitsgruppe um Rice konnte nämlich zeigen, dass in der von ihr untersuchten forensischen Einrichtung die psychotherapeutische Behandlung bei einer Gruppe von Straftätern eher zu einer Verschlechterung des Langzeitverlaufs führte im Sinne einer erhöhten Rückfälligkeit. Für die Frage, ob eine therapeutische Behandlung positive Effekte hatte oder sich eher schädlich auswirkte, zeigte sich als entscheidendes Unterscheidungsmerkmal, ob die Delinquenten Merkmale einer „Psychopathy" aufwiesen oder nicht. Delinquenten mit psychopathischen Persönlichkeitsmerkmalen hatten nach einer Behandlung eine Rückfallhäufigkeit (bezogen auf Gewaltdelikte) von 77%, während die gleiche Gruppe von Straftätern ohne Behandlung eine Rückfallhäufigkeit von 55% aufwiesen. Bei den Delinquenten ohne psychopathische Persönlichkeitsmerkmale zeigte sich das gegenteilige Ergebnis: Wenn sie eine psychotherapeutische Behandlung erhalten hatten, wurden sie nur in 22% rückfällig im Vergleich zu 45% Rückfällen in der nichtbehandelten Kontrollgruppe. Eine mögliche Erklärung für diese erschreckenden Ergebnisse könnten Beobachtungen aus gruppentherapeutischen Angeboten in forensischen Settings sein, dass Delinquenten mit „Psychopathy" aufgrund ihrer gering ausgeprägten Empathie Informationen anderer Gruppenmitglieder über ihre eigenen inneren Zustände eher dazu ausnutzen, andere aufgrund dieser Informationen besser manipulieren zu können.

D'Silva et al. (2004) geben in ihrer Meta-Analyse einen Überblick über die bisher zu diesem Thema erschienenen Publikationen. Von 24 Studien werden nur 3 von ihnen aus methodischer Sicht als mit Abstrichen akzeptabel eingeschätzt. Dies sind neben der bereits erwähnten Studie von Rice et al. (1992) die Untersuchung von Hitchcock (1995), die keine Unterschiede zwischen behandelten und unbehandelten Gruppen von Delinquenten mit psychopathischen Persönlichkeitsmerkmalen zeigte, sowie die Studie von Hare et al. (2000), bei der eine Verschlechterung unter Behandlung beschrieben wurde, wenn bei den Delinquenten hohe

Werte im ersten „Psychopathy"-Faktor vorlagen (Faktor 1 beinhaltet Egozentrismus, manipulatives Verhalten, Unfähigkeit Reue zu empfinden und Gefühllosigkeit). D'Silva et al. (2004) ziehen aus ihrer Meta-Analyse die vorsichtige Schlussfolgerung, dass aufgrund der unbefriedigenden Datenlage die Frage, ob eine therapeutische Behandlung bei dieser Untergruppe von Straftätern sinnvoll eingesetzt werden kann, zum gegenwärtigen Zeitpunkt nicht beantwortbar sei.

Von Frick (1998) wurde das „Psychopathy"-Konzept für das Kindes- und Jugendalter adaptiert. In dieser Adaptation werden die beiden „Psychopathy"-Faktoren mit „kaltherzig-emotionslos" sowie „mangelnde Impulskontrolle und antisoziales Verhalten" benannt. In einer Längsschnittstudie von Christian et al. (1997) zeigte sich, dass Kinder- und Jugendliche, die neben ihrer Störung des Sozialverhaltens auch kaltherzig-emotionslose Persönlichkeitsmerkmale aufwiesen, einen deutlich schlechteren Verlauf zeigten. Die Häufigkeit delinquenten Verhaltens lag in den Bereichen „Sachbeschädigung" und „Gewalt gegenüber Menschen" deutlich über derjenigen der anderen Kinder und Jugendlichen und auch die prozentuale Häufigkeit von Kontakten mit der Polizei war weit höher als bei den anderen Gruppen, sodass es ratsam erscheint, diese Persönlichkeitseigenschaften diagnostisch zu erfassen und bei der Behandlungsplanung zu berücksichtigen.

Bei der Behandlung von Straftätern haben sich die „Risk-Need-Responsivity"-Prinzipien als hilfreich erwiesen (Andrews et al. 1990):

- Je höher das Risiko für einen Rückfall eingeschätzt wird, desto intensiver und gesicherter sollte die Behandlung angelegt sein (Risikoprinzip).
- Der Behandlungsfokus sollte auf den Bereich gelegt werden, in dem der Delinquent straffällig geworden ist (Bedürfnisprinzip); die Behandlung sollte auch gezielt solche Verhaltensweisen, Eigenschaften und situ-

ativen Faktoren adressieren, die empirisch als kriminogen identifiziert sind, anstatt auf Persönlichkeitsmerkmale abzuzielen, die mit dem straffälligen Verhalten nicht direkt zu tun haben und den Patienten womöglich noch zu skrupelloserem Verhalten befähigen.

— Die Behandlungseffektivität kann deutlich verbessert werden, wenn die Art der Behandlungsmassnahmen auf die spezifischen Charakteristika des Delinquenten (z. B. seine kognitiven Fähigkeiten, eventuelle psychopathische Persönlichkeitsmerkmale, die Art des Umgangs mit anderen Menschen oder auch seine Behandlungsmotivation) abgestimmt sind und an die für sie sinnvollen Behandlungsziele angepasst werden (Ansprechbarkeitsprinzip).

Von Pfäfflin (2004) wird darauf hingewiesen, dass durch das 1998 in Deutschland verabschiedete „Gesetz zur Bekämpfung von Sexualdelikten und anderen gefährlichen Straftaten" Sexual- und Gewalttäter ab einer bestimmten Strafdauer einen Anspruch darauf haben, während der Zeit des Straf- oder Maßregelvollzugs behandelt zu werden, und dass die psychotherapeutische Behandlung von Straftätern auch eine grosse Chance biete, da dies ein Setting bedeute, in dem eine wirklich langfristige Behandlung von Menschen mit einer schweren Persönlichkeitspathologie möglich sei. Als einen der zentralen Punkte einer solchen Behandlung streicht Pfäfflin (2004) heraus, dass es nicht primär darum gehe, Defizite zu diagnostizieren, sondern dass vorhandene Ressourcen in einem empathischen und strukturierten therapeutischen Kontext genutzt werden sollten, um prosoziale Verhaltensweisen zu entwickeln.

Ein in seiner Wirksamkeit gut evaluiertes Programm stellt das „Reasoning and Rehabilitation Program" dar (Gretenkord 2002; Müller-Isberner u. Eucker 2003), ein vor allem auf kognitiv-behavioralen Verfahren aufbauendes multi-modales Behandlungsprogramm. Von Wong et al. (2007) wurde für die Behandlung von Delinquenten mit Merkmalen einer „Psychopathy" das Aggressionsbehandlungsprogramm ABC entwickelt. Dieses strukturierte Behandlungsprogramm von 8–9 Monaten Dauer wurde in einem forensischen Setting 2–3 h täglich angewendet. Eingesetzt wurden Techniken der kognitiven Verhaltenstherapie, und der Fokus der Behandlung lag auf der Verminderung der Rückfallgefahr. Als „Outcome"-Maß wurde die gerichtsbekannte Rückfallhäufigkeit gewählt. Bei einem Vergleich von 32 Delinquenten mit psychopathischen Persönlichkeitsmerkmalen, die mit dem strukturierten ABC-Programm behandelt worden waren, gegenüber 32 vergleichbaren Delinquenten ohne Behandlung zeigten sich keine signifikanten Differenzen, aber Trends in die Richtung, dass bei den Behandelten die Zeit im Gefängnis kürzer war, die Häufigkeiten an Rückfällen niedriger und der Schweregrad der kriminellen Handlungen bei einem Rückfall geringer (Wong 2007).

Wenn individuumbezogene psychotherapeutische Ansätze zur Behandlung von dissozialen Störungen gewählt werden, haben kognitiv-verhaltenstherapeutische und psychodynamische Therapieansätze ähnliche Ziele (Pfäfflin 2001):

— korrigierende Beziehungserfahrungen durch ein empathisches, aber gleichzeitig deutlich strukturierendes therapeutisches Gegenüber,
— Unterstützung der flexiblen Integration von positiven und negativen Affekten ins Selbst,
— Entwicklung von Gewissensstrukturen,
— Arbeit an kognitiven Verzerrungen.

❗ Besonders beachtet werden muss jedoch, dass bei der Behandlung von Kindern, Jugendlichen oder Erwachsenen mit dissozialen Störungen immer die Gefahr besteht, dass sich in der individuellen Therapiesituation eine künstliche „Scheinwelt" etabliert, in der der Therapeut Fortschritte zu erkennen glaubt, ohne dass es in der Außenwelt tatsächlich zu Veränderungen kommt.

Es ist von daher unabdingbar, dass eine Überprüfung an Veränderungen in der Außenrealität in regelmässigen Abständen vorgenommen wird, in denen transparent und für den Patienten vorhersehbar Informationen von Personen ausserhalb des Behandlungssettings eingeholt werden (z. B. Eltern, Lehrer, Ausbilder u. a.).

Gruppentherapeutische Konzepte zur Förderung von sozialer Kompetenz können dann sinnvoll sein, wenn sie strukturiert aufgebaut sind und ihren Fokus auf delinquenzspezifische Verhaltens- und Erlebensweisen legen. Unstrukturierte, encounterartige Gruppen sind dagegen kontraindiziert.

Obwohl es sich bei dissozialen Persönlichkeitsstörungen um eine sehr schwerwiegende und tief greifende psychische Störung handelt, wird die Indikation für eine stationäre Behandlung (wenn überhaupt) nur unter großem Vorbehalt gesehen. Dabei muss vor allem darauf geachtet werden, dass Mitpatienten oder Personal durch wiederkehrendes antisoziales Verhalten nicht massiv geschädigt werden. So besteht z. B. die Gefahr, dass sehr rasch die Strukturen der Institution durchschaut und in manipulativer Weise ausgenützt werden. Auch bei familien- oder gruppentherapeutischen Interventionen sollte immer an die Gefahr gedacht werden, dass Informationen, die andere Familien- oder Gruppenmitglieder über sich selbst preisgeben, von Patienten mit antisozialer Persönlichkeit nicht selten gegen diese Personen verwendet werden.

P. Kernberg et al. (2000) beschreiben ein Vorgehen, bei dem zunächst durch verwirrende Strategien die Struktur der dissozialen Patienten erschüttert werden solle, damit diese ihr Gefühl von Macht und Überlegenheit verlieren, sich unwohl fühlen und dadurch erst eine Therapiemotivation entwickeln können. Auf jeden Fall sind feste und klare Grenzen und Regeln sowie

Nichtkorrumpierbarkeit der Mitarbeiter von essenzieller Bedeutung. Anderenfalls drohen (im Extremfall) Zustände wie in einem englischen forensisch-psychiatrischen Krankenhaus, in dem de facto eine Reihe von Patienten mit dissozialer Persönlichkeitsstörung die Leitung der Klinik übernommen hatten, wobei sie die offizielle Krankenhausleitung bestochen hatten mit Geld, das sie in einem schwunghaften Handel mit illegalen Drogen und (im Krankenhaus hergestelltem!) pornografischem Material verdienten (Warden 1999). Auch wenn es sich dabei sicher um ein Extrem handelt, zeigt dieses Beispiel jedoch auf, dass ohne geeignetes Behandlungssetting eine stationäre Behandlung die Symptome der dissozialen Störung eher verfestigt als behebt und somit kontraindiziert ist.

Im Kindes- und Jugendalter sollte möglichst frühzeitig an langfristig angelegte Jugendhilfemaßnahmen mit begleitender ambulanter Behandlung gedacht werden, um neue Beziehungserfahrungen machen zu können, die von den in der Regel dysfunktionalen Beziehungsmustern der Herkunftsfamilie abweichen. Auch hier sind wiederum klare und stabile Grenzsetzungen und Nichtkorrumpierbarkeit grundlegende Voraussetzungen, um Verbesserungen der Bindungsfähigkeit, Förderung der Gewissensbildung sowie emotionale Nachreifung erreichen zu können. Ein möglicherweise erfolgversprechender Ansatz ist in dem von Henggeler et al. (1998, 2002) entwickelten multisystemischen Behandlungsansatz für antisoziale Jugendliche zu sehen, für den inzwischen eine Reihe von Wirksamkeitsnachweisen auch bei schwer ausgeprägten dissozialen Verhaltensstörungen im Jugendalter geliefert wurden.

❗ Pharmakotherapeutische Maßnahmen sind für die Kernsymptomatik des Störungsbilds wenig Erfolg versprechend. Wenn Hinweise für impulsive aggressive Durchbrüche zu finden sind, kann eine die anderen Maßnahmen begleitende Medikation mit dem atypischen Neuroleptikum Risperidon hilfreich sein.

6.2.4 Behandlung anderer Formen von Persönlichkeitsstörungen

Behandlung von paranoiden Persönlichkeitsstörungen

Bei dieser Form der Persönlichkeitsstörung besteht das zentrale Problem der Behandlung darin, überhaupt einen tragfähigen und vertrauensvollen Kontakt zum Patienten herzustellen, da dieser die Menschen in seiner Umgebung als feindselig und verfolgend wahrnimmt. Herpertz u. Wenning (2002a) weisen darauf hin, dass der Therapeut möglichst versuchen sollte, die Balance zu finden zwischen dem empathischen Verständnis für die schwierige Situation des Patienten und der neutralen Haltung gegenüber den paranoiden Vorstellungen, die weder direkt kritisiert (was der Patient als kränkend erleben würde) noch unterstützt werden sollten. Eine solche therapeutische Haltung kann dabei helfen, das Misstrauen des Patienten abzubauen, sodass dann in einem zweiten Schritt dringend benötigte soziale Kompetenzen aufgebaut und verbessert werden können.

Behandlung von schizoiden Persönlichkeitsstörungen

Bei der Behandlung dieser Störung sollte der Therapeut darauf achten, dem Patienten seinem spezifischen Persönlichkeitsstil entsprechend entgegen zu kommen, d. h. die Tendenzen des Patienten zur Distanzierung und zum Selbstschutz zu akzeptieren, die therapeutische Beziehung daher nicht zu eng zu gestalten und selber aktiv und stützend in den Therapieprozess einzugreifen (Fiedler 2000; Wöller et al. 2002). Im Gegensatz zu den üblichen Vorgehensweisen sehr ungewöhnliche Therapieformen werden als durchaus hilfreich beschrieben (längere Pausen zwischen den Sitzungen, kürzere Kontakte,

Verwendung von Tagebuchaufzeichnungen, briefliche Kontakte oder Ähnliches). Wenn sich Behandlungserfolge eingestellt haben, kann sich dann eine einsichtsorientierte Gruppentherapie parallel zur weitergehenden Einzelbehandlung anschließen (Fiedler 2000).

Behandlung von histrionischen Persönlichkeitsstörungen

Therapeuten von Patienten mit histrionischen Persönlichkeitsstörungen stehen verstärkt in der Gefahr, in das dramatisierende Agieren des Patienten miteinbezogen zu werden oder der ausgeprägten Dramatik im Sinne einer Deeskalation eine Bagatellisierung entgegen zu setzen, in der das subjektive Leiden des Patienten übersehen werden kann. Deshalb sollten Therapeuten neben der für den Behandlungsprozess notwendigen Einfühlung in das Leiden des Patienten ausreichende innere Distanz zur dramatischen Schilderung der Patienten wahren, um mit ausreichender Gelassenheit und gleichzeitig angemessener Besorgtheit handeln zu können.

Neben psychoedukativen Ansätzen zur Veränderung von Wahrnehmungsverzerrungen sind kognitiv-behaviorale Behandlungsansätze entwickelt worden, die die Überprüfung dysfunktionaler Gedanken und den Erwerb von Selbstkontrollmechanismen fokussieren. Der Schwerpunkt soll dabei auf die Entwicklung von systematischerem und stärker problemorientiertem Denken gelegt werden (Herpertz u. Wenning 2002b). Aus psychodynamischer Perspektive ist es vor allem zu Beginn der Behandlung von hoher Bedeutung, das agierende Verhalten des Patienten als für ihn funktionell und bedeutsam zu verstehen, um so im respektvollen Umgang mit ihm eine vertrauensvolle therapeutische Beziehung aufbauen zu können. Übersteigerte Emotionalität und unechte Gefühlsäußerungen werden als Zeichen einer grundlegenden Störung der Fähigkeit zur Regulierung von Affekten gesehen. Strukturierende und supportive Interventionen sowie die vorübergehende Übernahme von Hilfs-Ich-Funktionen sind oft notwendig, um bessere Konfliktlösungsmöglichkeiten zu finden (Ott et al. 2002).

Behandlung von narzisstischen Persönlichkeitsstörungen

Genauso wie das grandiose Gefühl der eigenen Wichtigkeit ein zentrales Merkmal der narzisstischen Persönlichkeitsstörung ist, gehört auch immer die Verletzbarkeit des Selbstwertgefühls als zentrales Merkmal dazu. Diese übermäßige Empfindlichkeit macht Personen mit einer narzisstischen Persönlichkeitsstörung sehr sensibel für jegliche Art der Kritik oder Niederlagen, auf die sie mit Hass, Verachtung oder Wut reagieren. Die Über-Ich-Funktionen sind betroffen in Form von mangelndem Mitgefühl mit anderen oder einer mangelnden Fähigkeit Schuldgefühle zu empfinden, z. B., wenn sie andere schlecht behandelt haben. Der ständige Neid führt dazu, dass die Patienten nicht fähig sind, sich auf andere zu verlassen oder für das dankbar zu sein, was andere für sie getan haben. Die Patienten sind aufgrund des Gefühls ihrer eigenen Wichtigkeit oft nicht in der Lage andere Menschen als wertvoll zu schätzen oder ihnen freundliche Gefühle entgegen zu bringen. Dieser chronische und oft heftige Neid, die Abwertung der anderen und die Idealisierung der eigenen Person sind Abwehrmechanismen, die dem Schutz des grandiosen Selbst dienen (Kernberg 1983).

Da von diesen Abwehrformen vor allem die zwischenmenschlichen Beziehungen betroffen sind, gestaltet sich die therapeutische Arbeit mit narzisstisch gestörten Patienten schwierig. Sie haben panische Angst vor Abhängigkeit und der damit verbundenen Bedrohung des Selbstwertgefühls, wenn sie erkennen, dass jemand anderes ihnen etwas geben kann, also hat, was sie selbst nicht haben. Daher müssen diese Patienten unter Umständen über lange Zeit den therapeutischen Prozess scheitern lassen, weil sie keine Besserung ihres Zustandes ertragen, da Besserung ihres Zustandes einem Eingeständnis ihrer Hilfsbedürftigkeit gleichkäme. Dementsprechend schwierig sind häufig die Gegenübertragungsgefühle des Therapeuten, da die Herabsetzung, der Neid und die Aggression des Patienten zu Rückzug und Ablehnung oder dem Gefühl selbst wertlos zu sein führen können.

Die therapeutische Hilfe besteht darin mit viel Taktgefühl und Einfühlungsvermögen dem Patienten dabei zu helfen, bessere Bewältigungsstrategien bei Kränkungen zu entwickeln, sein grandioses idealisiertes Selbstbild mit dem wahren Selbst zu vergleichen und zu akzeptieren sowie grandiose Hoffnungen mit realistisch erreichbaren Zielen zu ersetzen. Er sollte dabei unterstützt werden anzuerkennen, dass andere Menschen wertvolle Qualitäten besitzen, und dies, ohne von Neidgefühlen überschwemmt zu werden.

❶ Da die Fähigkeit Freundschaften zu schließen und zu halten eine entscheidende Komponente bei der Regulierung des Selbstwertes bei Jugendlichen darstellt, ist die Besserung der Kontakte zu Gleichaltrigen ein zentrales Anliegen und kann besonders gut in zusätzlichen Gruppentherapien unterstützt werden.

Behandlung von anankastischen Persönlichkeitsstörungen

Herpertz u. Saß (2002) empfehlen, dem Patienten mit anankastischer Persönlichkeitsstörung durch Reflexion seiner eigenen Geschichte einen Zugang zu seiner verschütteten Emotionalität und seinen eigenen Bedürfnissen zu ermöglichen. Dies soll vor allem durch ein Nacherleben und Bewusstmachen der möglicherweise im Elternhaus erlebten Atmosphäre von Kontrolle und Unterdrückung gelingen. Notwendig ist ebenfalls eine Veränderung der rigiden Gewissensstrukturen. Über ein Erspüren eigener Wünsche und Bedürfnisse können auch unterdrückte Autonomiebestrebungen gefördert werden.

Auch die Vermittlung von sozialen Kompetenzen, der Einsatz von Entspannungstechniken sowie eine Anleitung zum genussvollen Erleben werden als hilfreich in der Behandlung beschrieben. Im Gegensatz zu einer manifesten Zwangsstörung, die in der Regel gut mit selektiven Serotoninwiederaufnahmehemmern (SSRI) behandelbar ist, gibt es für die zwanghafte Persönlichkeitsstörung keine gesicherten Hinweise für einen Erfolg pharmakotherapeutischer Maßnahmen.

Behandlung von ängstlich-vermeidenden Persönlichkeitsstörungen

Aus verhaltenstherapeutischer Sicht bestehen die grundlegenden Behandlungsschritte im Abbau des problematischen Vermeidungsverhaltens, dem Abbau der überhöhten physiologischen Erregung der Patienten, dem Aufbau positiver Kognitionen sowie der Erhöhung der Selbstständigkeit (Wälte 2003). Es wird zunächst versucht, das Vermeidungsverhalten schrittweise zu reduzieren, in dem die Patienten sich wiederholt den angstauslösenden Situationen stellen (Exposition). Kognitive Umstrukturierung sowie Selbstmanagementtechniken werden ebenfalls eingesetzt. Gruppentherapeutischen Verfahren (Training zur sozialen Kompetenz) kommt ein besonders hoher Stellenwert zu, da dort ein besonders gutes Übungsfeld für die Veränderung von sozialen Ängsten z. B. im Umgang mit vermeintlicher oder realer Kritik besteht.

Auch pharmakotherapeutische Behandlungsmaßnahmen (wie z. B. der Einsatz von SSRI) können den Behandlungsverlauf positiv beeinflussen.

Behandlung von dependenten Persönlichkeitsstörungen

Patienten mit dieser Störungsform sehen im Therapeuten einen starken und schutzgebenden Partner, dem sie sich gerne und bereitwillig unterordnen und dessen Behandlungsvorschläge von ihnen kritiklos aufgenommen werden, auch wenn sie nicht von ihrer Richtigkeit überzeugt sind. Aufgrund ihrer Tendenz zur Entwicklung eines „falschen Selbst" besteht im Verlauf der Behandlung die Gefahr, dass es zu einer pseudoprogressiven Entwicklung (Herpertz u. Wenning 2002c) kommt, d. h. die Patienten profitieren nur vordergründig von der Behandlung, in dem sie versuchen, die Wünsche des Therapeuten zu erfüllen, ohne dass es tatsächlich zu einer grundlegenden Veränderung der Persönlichkeitsstruktur kommt. Diese Gefahr muss vom Therapeuten permanent reflektiert und dem Patienten im Behandlungsverlauf auch widergespiegelt werden.

Daran kann sich die Entwicklung von sozialen Kompetenzen (z. B. in einer Gruppenbehandlung) anschließen. In einem späteren Stadium der Behandlung besteht ein Therapieziel darin, dass sich die Patienten mit eigenen aggressiven Strebungen auseinandersetzen, die häufig als sehr verboten erlebt werden.

❗ Das generelle Behandlungsziel besteht in der Förderung der Autonomie des Patienten. Dazu ist es notwendig, dass er lernt, seine eigenen Wünsche wahrzunehmen und eigene Wertvorstellungen und Ziele zu entwickeln.

6.3 Spezielle psychotherapeutische Verfahren

6.3.1 Dialektisch-behaviorale Therapie (DBT)

Von Linehan (1993) wurden grundlegende Ansätze der Verhaltenstherapie und Kognitiven Verhaltenstherapie mit Elementen aus Zen-Buddhismus und humanistischen Therapieverfahren wie Hypnotherapie oder Gestalttherapie zu einer spezifischen Behandlungsform für Menschen mit schwerwiegendem selbstverletzendem Verhalten und Borderline-Persönlichkeitsstörungen zusammengeführt. In dem von ihr beschriebenen affektiven Vulnerabilitätskonzept der Borderline-Persönlichkeitsstörungen sieht sie als eines der beiden zentralen Probleme eine auf neurobiologischen Grundlagen beruhende dysfunktionale Affektregulation mit hoher Sensitivität gegenüber emotionalen Reizen, heftigen Reaktionen auch auf schwache Reize und einer verzögerten Rückkehr der Affektlage zum Ausgangsniveau. Der zweite pathogenetisch bedeutsame Problembereich liegt in einer invalidierenden und entwertenden kindlichen Umgebung mit gehäuft auftretendem physischem und/oder sexuellem Missbrauch, in denen Kinder eine emotionale Fehlregulation entwickeln, sodass sie emotionale Erregungen weder richtig wahrnehmen noch steuern oder aushalten können. Als Folge dieser Erfahrungen entstehen Dysregulationen auf vielen Ebenen:

> **Formen von Dysregulationen**
> - **Emotionale Dysregulation:** führt zu affektiver Labilität und Problemen im Umgang mit Wut und Ärger. Es kommt zu sehr schnellen und sehr intensiven Reaktionen, die nur verlangsamt zur „Baseline" zurückkehren
> - **Interpersonelle Dysregulation:** chaotische Beziehungen und Angst vor dem Alleinsein entstehen vor dem Hintergrund gegensätzlicher kognitiver Schemata, die die Beziehungsgestaltung von jugendlichen und erwachsenen Patienten mit Borderline-Persönlichkeitsstörungen erheblich bestimmen und negativ beeinflussen. („Ich kann mein Leben nicht alleine bewältigen, daher muss ich jemanden, der stark ist, an mich binden."
> ▼

> vs. „Ich kann anderen Menschen nicht vertrauen, denn sie missbrauchen und manipulieren mich.")
> - **Selbst-Dysregulation:** führt zu einer verwirrten Wahrnehmung des eigenen Selbst mit Identitätsstörungen und einem Gefühl von innerer Leere
> - **Verhaltensdysregulation:** hat als Folge (para-) suizidales sowie impulsives und selbstschädigendes Verhalten
> - **Kognitive Dysregulation:** führt zu Dissoziation, Depersonalisation und paranoiden Ideen

Linehan beschreibt, dass sich Patienten mit Borderline-Persönlichkeitsstörungen bei sehr direktiven, primär auf Veränderung bedachten Therapien oft unverstanden fühlten. Nondirektive Therapien seien dagegen oft wenig zielführend und es bestehe die Gefahr, dass sich die Patienten in ihrem Leidensdruck und Wunsch nach „rascher" Veränderung nicht ausreichend ernst genommen fühlten. Aus diesem Grund wurde die DBT als ein dialektisches Verfahren konzipiert, das aus dem Widerspruch von Veränderung und Akzeptieren seine spezifische Wirkung bezieht. (Darin unterscheidet sich das Programm auch grundlegend von Verhaltenstherapien, die primär ihren Fokus auf Veränderung ausrichten.)

> **Therapeutische Grundannahmen und Grundhaltungen der DBT (Linehan 2003; Bohus u. Höschel 2006)**
> - Patienten mit Borderline-Persönlichkeitsstörungen versuchen, das Beste aus ihrer gegenwärtig verheerenden Situation zu machen
> ▼

- Sie haben einen sehr hohen Leidensdruck und wollen sich verändern; ihr Leben ist in der Regel unerträglich
- Ihr subjektives Erleben lässt ihnen scheinbar nur einen geringen Handlungsspielraum; ihre Handlungen sind daher subjektiv sinnvoll
- Sie haben ihre Probleme in der Regel nicht selbst verursacht, müssen sie aber selbst lösen
- Sie müssen sich für Veränderungen stärker anstrengen und auch für sehr kleine Fortschritte viel länger und „härter" an sich arbeiten als andere Psychotherapiepatienten
- Sie können in der DBT-Therapie nicht versagen
- Therapeuten, die Patienten mit Borderline-Persönlichkeitsstörungen behandeln, brauchen Unterstützung
- Therapeuten sollten über Patienten immer wertschätzend sprechen, deshalb sollte die Atmosphäre in der Supervision derart gestaltet werden, als sei der Patient anwesend
- Jeder im Team macht Fehler – ein guter und offener Umgang mit Fehlern ist oft ein besserer Prädiktor für den Therapieerfolg als eine scheinbar perfekte Therapie

Die Behandlung ist in verschiedene Phasen unterteilt (Bohus u. Höschel 2006). In der Vorbereitungsphase wird ein Therapievertrag erarbeitet sowie eine Analyse des letzten Suizidversuchs und des letzten Therapieabbruchs durchgeführt. In diese Phase gehören neben der Diagnostik und der Festlegung von Zielen auch psychoedukative Elemente wie die Aufklärung über das Störungsbild und die Grundannahmen und Grundprinzipien der DBT.

Die eigentliche Behandlung unterteilt sich in 2 Phasen von jeweils ca. einem Jahr Dauer. In der 1. Phase werden alle Problembereiche angegangen, die das Leben des Patienten oder die Fortführung der Therapie gefährden. Von höchster Priorität sollte immer selbstgefährdendes und suizidales Verhalten sein, gefolgt von Verhaltensmustern des Patienten, die die Therapie in ihrem Verlauf stören. Erst wenn diese beiden Bereiche ausreichend stabilisiert werden konnten, ist eine kontinuierliche Therapie möglich, bei der dann die Verbesserung der Lebensqualität des Patienten in den Fokus der Behandlung rückt. Dies kann Problembereiche wie einen drohenden Verlust der Wohnung oder einen drohenden Bankrott, aber auch unsicheren Sex oder schwerwiegende Depressionen einschließen. Parallel dazu werden in einer Gruppentherapie Verhaltensfertigkeiten („Skills") eingeübt. Die 2. Therapiephase dient dann der Bearbeitung von dysfunktionalen Schemata und deren Auswirkungen auf das emotionale Erleben. Erst in dieser Phase werden möglicherweise vorhandene traumatische Erlebnisse bearbeitet.

Die ursprünglich als ambulantes Verfahren entwickelte Therapie besteht aus 4 Kern-Modulen (Bohus u. Höschel 2006):

1. Einzeltherapie

Pro Woche 1–2 Sitzungen über einen Zeitraum von 2 Jahren. Das Fertigkeitentraining und die erlernten Fertigkeiten werden ständig in die Einzeltherapie integriert und ihre Anwendung gefordert und gefördert.

2. Telefonische Beratung

Der Einzeltherapeut sollte bei krisenhaften Zuspitzungen erreichbar sein. Als Begründung für diese nach gängigen psychotherapeutischen Prinzipien ungewöhnliche Maßnahme gibt Linehan (2003) an: a) Einen suizidalen Patienten kann man nicht ambulant behandeln, ohne in Krisensituationen Telefonanrufe entgegen zu nehmen; b) Patienten mit Borderline-Persönlichkeitsstörungen sollen befähigt werden, nach Hilfe zu suchen in einer Art und Weise, dass andere tatsächlich helfen werden, und somit ein Gespür für die persönlichen Grenzen anderer Menschen entwickeln können.

3. Fertigkeitentraining in der Gruppe
Parallel zur Einzeltherapie, 2–3 h pro Woche über 6 Monate.

Innere Achtsamkeit („Mindfulness"). Fähigkeit, sich des Augenblicks bewusst zu sein, präsent zu sein und daran teilzunehmen, ohne ihn zu beurteilen und ohne an seinem eigenen Blinkwinkel fest zu hängen. Dazu zählt auch das Bewusstsein für die Auswirkungen des eigenen Verhaltens auf andere.

Folgende Techniken dienen dazu, diese Fähigkeit zur Achtsamkeit zu erreichen:
- **Spüren:** Fühlen ohne Worte, im Geist, im Körper und außerhalb, um die Bewusstheit zu vergrößern,
- **Beschreiben:** Fähigkeit, tatsächlich nur zu beschreiben, ohne Schlussfolgerungen zu ziehen oder Interpretationen zu treffen,
- **Teilhaben:** Ziel ist, am Leben teilzuhaben („throw yourself in the present!").

Emotionsregulation (bewusster Umgang mit Gefühlen). Vermittelt wird die Funktion von Gefühlen als Mittel der Kommunikation und als Signalgeber. Wichtig ist auch das Herstellen einer gewissen Distanz gegenüber als übermächtig erlebten Gefühlen („Ich **habe jetzt** ein Gefühl." statt „Ich **bin** ein Gefühl."). Vermittelt wird ebenfalls die Fähigkeit zur aktiven Modulation von Emotionen, z. B. durch die Technik der „opposite action" (entgegen gesetzten Handlung), die als Reaktion auf unangemessene oder unangemessen starke Emotionen eingesetzt werden soll („Zu was drängt es dich gerade, zu tun?" … „Tue das Gegenteil.") und auch der verstärkten Wahrnehmung und Aktivierung von positiven Gefühlen dient.

Zwischenmenschliche Fertigkeiten (interpersonelle Kompetenz). Es werden, unter anderem auch in Rollenspielen, sozial kompetente Verhaltensweisen eingeübt und ungünstige Einstellungen gegenüber Beziehungen zu anderen Menschen bearbeitet. Im Gegensatz zu anderen Trainings sozialer Kompetenz wird auch Wert gelegt auf die bei Patienten mit Borderline-Persönlichkeitsstörungen häufig vorkommenden störenden Gedanken und Gefühle während sozialer Interaktionen (Bohus u. Höschel 2006).

Stresstoleranz. Durch den Einsatz verschiedener Techniken soll der Patient in die Lage versetzt werden, schwierige Situationen oder Krisen tolerieren zu können, ohne in so starke Spannungszustände zu geraten, dass seine kognitiven Funktionen beeinträchtigt werden oder er anfängt zu dissoziieren. Angewendet werden z. B. starke Reize wie Eiswürfel, Ammoniak oder Chilischoten, die den Patienten von seinem ursprünglichen Spannungszustand ablenken, ohne nachhaltig schädigend zu wirken (wie es das von den Patienten bisher eingesetzte Schneiden oder andere Formen der Selbstverletzung tun). Die von ihm selbst als besonders hilfreich erfahrenen Mittel soll der Patient in Form eines „Notfallkoffers" mit sich tragen.

Letztendliches (und langfristigstes) Ziel der DBT ist nach Linehan (2003), dass die Patienten nicht nur sich selbst und ihre Lebenssituation akzeptieren lernen, sondern vielmehr die (philosophisch anmutende) Fähigkeit, „das zu tun, was zu tun ist" („radical willingness of the universe"; willingness = Willigkeit oder Bereitschaft), um nicht in der von Linehan „willfulness" (Eigensinn, Halsstarrigkeit) genannten Haltung zu verharren, bei der entweder versucht wird, Kontrolle über alles zu erlangen, oder aber vermieden wird, die richtigen Dinge tatsächlich in Angriff zu nehmen.

4. Wöchentliche Supervisionsgruppe
Dient dem Austausch zwischen Einzel- und Gruppentherapeut und soll die Fähigkeit der

Therapeuten verbessern, mit diesem schwierigen Klientel über längere Zeit zu arbeiten. Bei diesem wöchentlichen Treffen handelt es sich nicht um eine Fallkonferenz, sondern im Blickpunkt ist immer das Verhalten des Therapeuten gegenüber dem Patienten. Weiterhin sollen alle Faktoren besprochen werden, die dazu führen, dass die Motivation des Therapeuten sinkt, seine Patienten zu behandeln (Linehan 2003).

Linehan et al. (2006) konnten zeigen, dass die DBT einer Behandlung von besonders erfahrenen Therapeuten, die als Experten für die Behandlung von Borderline-Persönlichkeitsstörungen bekannt waren, aber keine DBT praktizierten, überlegen war, wobei in beiden Gruppen deutliche Therapieerfolge erzielt wurden. Um die Bedeutung nicht spezifischer Wirkfaktoren in der Therapie zu erforschen, führte Linehahn in ihrer Heimatstadt Seattle eine Therapiestudie durch, die sie „Treatment by Experts" (TBE) nannte. Dazu wurden die Leiter der zentralen psychotherapeutischen Einrichtung der Stadt angeschrieben mit der Bitte, die herausragenden Experten in ihrem Fachgebiet zu benennen. Die am häufigsten genannten Experten wurden dann zur Teilnahme an einer einjährigen Therapiestudie zur Behandlung von Borderline-Persönlichkeitsstörungen oder schwerwiegender Suizidalität gebeten. Neben DBT-Therapeuten nahmen psychodynamisch orientierte, klientenzentrierte und systemisch orientierte Therapeuten an der Studie teil. Den Therapeuten, die nicht DBT durchführten, waren alle Behandlungsmaßnahmen erlaubt, die sie aus ihrer Sicht für sinnvoll erachteten (also zusätzliche Pharmakotherapie, Gruppentherapie, Einschaltung von Sozialarbeitern, Supervision etc.). Nach einem Jahr Behandlung zeigten sich bessere Ergebnisse für die DBT-Therapeuten. So hatten 82,7 % ihrer Patienten im abgelaufen Jahr keinen Suizidversuch unternommen im Vergleich zu 65,3% der Patienten, die aus der „Treatment-by-Experts-Gruppe" stammten. In der DBT-Gruppe hatten 73,1% die Behandlung fortgeführt, während es in der TBE-Gruppe nur 40,8% waren. Besonders erfolgreich waren die DBT-Therapeuten vergleichsweise in den Bereichen „Zunahme von Selbstkontrolle" und „Abnahme von Vermeidungsverhalten". Der bedeutsamste Faktor, um Patienten in der Behandlung zu halten, ist nach Linehan die grundlegende Wertschätzung des Patienten.

Die dialektisch-behaviorale Therapie (DBT) ist mit momentan 8 randomisierten und kontrollierten Studien das am besten evaluierte Therapieverfahren.

Für die Behandlung von Jugendlichen wurde die dialektisch-behaviorale Therapie von Rathus u. Miller (2002) sowie Miller et al. (2006) modifiziert und als Manual (DBT-A) publiziert (deutsche Übersetzung von Böhme et al. 2001; ❏ Abb. 6.1 und 6.2). Die ersten, wenn auch noch nicht randomisierten Studien weisen auf die Wirksamkeit von DBT-A hin (Rathus u. Miller 2002; Katz et al. 2004; Fleischhaker et al. 2006). Das Manual und die Übungen wurden an die spezifischen Erfordernisse von Jugendlichen angepasst und um das Modul „walking the middle path" erweitert. In diesem Zusatzmodul sollen Jugendliche vor allem darin trainiert werden, Konfliktlösungen in Auseinandersetzungen mit ihren Eltern zu erreichen, die auch in das Fertigkeitentraining mit einbezogen werden. Eine interessante Weiterentwicklung der DBT für Jugendliche stammt von Fruzzetti et al., die eine gezielte Einbeziehung der Eltern in die Behandlung vorschlagen (Fruzzetti et al. 2005; Hoffman u. Fruzzetti 2007). Diese Programme zielen auf ein Training der Bezugspersonen ab, um sie in die Lage zu versetzen, emotional eindeutiger auf die betroffenen Jugendlichen reagieren zu können, was wiederum positive Auswirkungen auf die jugendlichen Patienten hat.

Fallbeispiel einer stationären Behandlung
Die deutlich älter wirkende 14-jährige Maria wurde in der Ambulanz einer kinder- und jugendpsychiatrischen

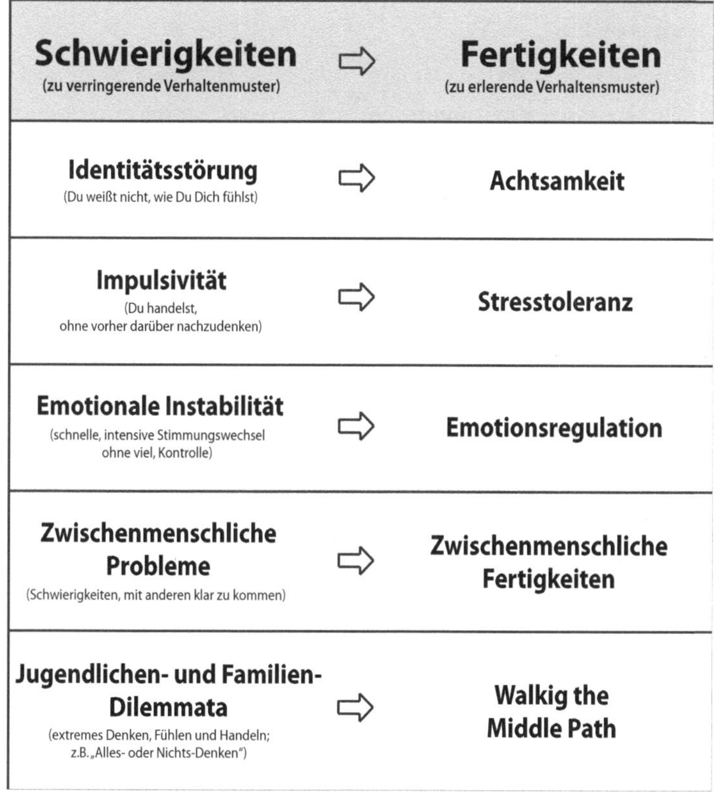

◙ **Abb. 6.1.** Grundlagen der dialektisch-behavioralen Therapie für Adoleszente. (Aus Böhme et al. 2001; Originaldaten in Miller et al. 1999)

Klinik vorgestellt und anschließend auf der Jugendstation aufgenommen. Auslösendes Ereignis für die vom Jugendamt veranlasste Vorstellung war, dass Maria in der Schule so exzessiv Alkohol konsumiert hatte, dass sie mit einer akuten Alkoholvergiftung in ein somatisches Krankenhaus eingeliefert werden musste.

Maria, die Jüngste von 4 Geschwistern, besuchte zum Zeitpunkt der Aufnahme die 8. Klasse einer Realschule, ihre schulischen Leistungen waren durchschnittlich. Ihre Eltern hatten sich vor 12 Jahren scheiden lassen, zum alkoholabhängigen Vater bestand seit Jahren kein Kontakt mehr. Die alleinerziehende Mutter, die ebenfalls häufig Alkohol konsumierte, wirkte mit der Sorge für ihre 4 Kinder deutlich überfordert, was durch eine berufliche Umschulungsmaßnahme noch weiter verstärkt wurde. Eine zweite Partnerschaft der Mutter ging nach kurzer Zeit ebenfalls zu Ende.

Psychopathologischer Befund: Maria berichtete bei Aufnahme von starken Stimmungsschwankungen und häufigen Gefühlen von inneren Leere. Ihre Beziehung zu einem ein Jahr älteren Jungen war gekennzeichnet durch ein ständiges Auf und Ab. Trotz ungeschützter Sexualkontakte nahm sie Kontrazeptiva nur unregelmäßig ein. Sie gab an, seit ca. einem Jahr regelmäßig 2–3 Bier pro Abend zu trinken und bei Festen auch höherprozentige Alkoholika bis zur Bewusstlosigkeit, wobei ihre Schilderung stolz wirkte und eher dramatisierend gefärbt war. Zigaretten rauche sie seit 3 Jahren, der Konsum von Drogen wurde verneint. Vor etwas über einem Jahr habe sie angefangen sich selbst zu verletzen (vielfältige Ritzwunden an beiden Armen sowie eine vernarbte Brandwunde am Rumpf), einmal habe sie auch versucht, sich mit der Einnahme von Tabletten zu suizidieren. Bei Aufnahme wurde Suizidali-

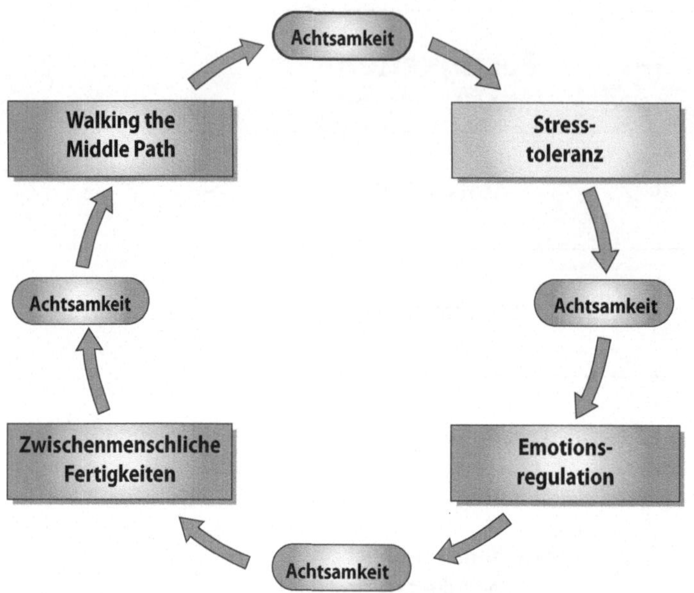

◘ Abb. 6.2. Fertigkeitentraining der dialektisch-behavioralen Therapie für Adoleszente. (Aus Böhme et al. 2001; Originaldaten in Miller et al. 1999)

tät ausdrücklich verneint. Bei sporadisch gesteigertem Appetit habe sie im letzten halben Jahr begonnen, 2- bis 3-mal pro Monat das zugeführte Essen wieder zu erbrechen. Manchmal versuche sie auch eine Nulldiät, aber die halte sie nie lange durch. Neben einem schädlichen Gebrauch von Alkohol (ICD-10: F10.1) wurde die Entwicklung einer emotional instabilen Persönlichkeitsstörung vom Borderline-Typus (ICD-10: F60.31) diagnostiziert.

Auch wenn die Schilderung der vielfältigen Symptome z. T. etwas demonstrativ wirkte, war dahinter deutlich zu spüren, wie unzufrieden Maria mit sich selbst war und wie verzweifelt über ihre eigene Lebenssituation, in der sie sich sehr allein gelassen fühlte. Sie nahm sich selbst wahr als das schwarze Schaf der Familie, alle anderen seien gut (zwei ihrer Geschwister hatten deutlich weniger Probleme, eine Schwester wies ebenfalls Verhaltensprobleme auf). Aus diesem Gefühl der Insuffizienz und des „Zukurzgekommenseins" entstanden immer wieder sowohl eine massive Ablehnung ihrer eigenen Person als auch eine Wut auf andere Menschen. Während sich die Aggressionen anderen gegenüber in heftigen Zornattacken äußern konnten, führten ihre

selbstabwertenden Gedanken zu immer weiter zunehmender innerer Spannung, die schließlich durch diverse selbstschädigende Verhaltensweisen (Ritzen, Essattacken, exzessiver Alkoholkonsum) gelöst wurde. Die Verärgerung ihrer Familienangehörigen und ihres Freundes über ihr Verhalten erschreckten sie und verstärkten wiederum ihre Selbstwahrnehmung als schwarzes Schaf, wodurch ein Circulus vitiosus entstanden war, aus dem sie selbst nicht mehr herausfand.

Nachdem Maria zunächst bei der ambulanten Vorstellung einer Aufnahme noch eher ablehnend gegenübergestanden hatte, konnte sie es bald genießen, dass auf der Station immer Erwachsene anwesend waren, was sie selbst von zu Hause gar nicht gewohnt gewesen war, und dass sie eine Bezugsperson und eine Therapeutin hatte. Rasch kam es jedoch auch auf der Station zu heftigen Auseinandersetzungen, da sie die Stationsregeln als Einengung ihrer persönlichen Freiheit erlebte, worauf sie mit z. T. sehr verletzenden Äußerungen gegenüber den Betreuern, aber auch mit Selbstverletzungen (Ritzen) reagierte.

In der kognitiv-verhaltenstherapeutisch ausgerichteten Einzeltherapie erarbeitete die Therapeutin gemeinsam mit ihr eine Problemanalyse ihres Beziehungsverhaltens, um ihr den Circulus vitiosus von Selbstabwertung, Spannungsaufbau und Selbstaggression aufzuzeigen. Ein weiterer Fokus lag in der Arbeit an Marias stark ausgeprägtem Schwarz-Weiß-Denken, da ihr die Wahrnehmung verschiedener widersprüchlicher Aspekte einer Situation sehr schwer fiel, und ihren vielfältigen selbstabwertenden Kognitionen („Ich hasse mich."; „Ich bin an allem schuld."; „Ich gehe allen am Arsch vorbei."; „Niemand ist für mich da."; „Niemand liebt mich."), die nach Konflikten, aber auch in Zeiten ohne äußere Ablenkung, wie automatisch auftauchten. Parallel zu ihrer Einzeltherapie nahm Maria auch an einer an das DBT-Fertigkeiten-Training angelehnten Gruppentherapie teil, in der sie Verhaltensalternativen zum selbstverletzenden Verhalten erarbeiten konnte, bis hin zu einem „Notfallkoffer", der ihr bei Ausgängen hilfreich war.

Um ihr zusätzlich bei der Reduktion ihrer inneren Anspannung zu helfen, wurde eine niedrig dosierte Behandlung mit Quetiapin durchgeführt, die sie als deutlich entlastend und hilfreich erlebte. Dennoch trickste sie wiederholt bei der Medikamenteneinnahme, sodass sie eine größere Zahl an Tabletten sammeln konnte, die aber von den Betreuern zufällig entdeckt wurden. Bei unbegleiteten Ausgängen kam es auch wiederholt zum Konsum von geringen bis mittleren Mengen Alkohol. Die darauf folgenden Konsequenzen erlebte sie als ungerecht und bestrafend, wogegen sie sich mit Selbstverletzungen „wehrte".

Nachdem die stationäre Behandlung über einen Zeitraum von 4 Monaten erfolgreich verlaufen war, kam es zu einem Einbruch in der Symptomatik, und Maria zeigte zunehmend mehr Verletzungen der Stationsregeln, was in der Folge zu erheblichen Spannungen im Stationsteam führte. Spaltungen zeigten sich dabei sowohl im Betreuerteam (Bezugsbetreuer vs. andere Betreuer) als auch zwischen Team und Einzeltherapeutin. Maria war sehr geschickt darin, die unterschiedlichen Persönlichkeitsstrukturen der jeweiligen Betreuer sowie Informationslücken für ihre Zwecke auszunutzen, was zu sehr viel Verärgerung bei den Stationsmitarbeitern führte. Auch der Austausch von

Informationen zwischen Therapeutin und Betreuern (z. B. bei Ausgangs- oder Wochenendregelungen) wurde immer wieder von ihr ausgetestet. Die immer stärker werdenden Regelverletzungen warfen im Betreuerteam die Frage auf, ob Maria noch auf der Station zu halten war, da auch Mitpatienten zunehmend von diesem Verhalten angesteckt die Stationsregeln missachteten. Vonseiten des Betreuerteams wurde mehr und mehr Unzufriedenheit mit der Unterstützung der Therapeutin für ihre Arbeit geäußert, die wiederum den Verlust ihrer therapeutischen Freiräume beklagte, da sie in die Funktion einer „Feuerwehr" gedrängt zu werden drohte. In der Supervision des Stationsteams konnte erarbeitet werden, dass Maria, die mit ihrem Verhalten im Betreuerteam starke Wünsche nach einem Behandlungsabbruch auslöste, darin ihre eigene Ambivalenz gegenüber den Behandlungsfortschritten und einer möglichen Anschlussplatzierung in einer Jugendhilfeeinrichtung zum Ausdruck brachte. Eine Zwischenentlassung von einigen Tagen zu ihrer Mutter führte zu einer leichten Entspannung der Situation.

In der Elternarbeit mit Marias Mutter lag der Fokus auf der Beziehung zwischen ihr und ihrer Tochter, da vonseiten der Mutter widersprüchliche Signale ausgingen. Einerseits äußerte sie Angst, ihre Tochter zu verlieren, wenn sie nicht wieder nach Hause käme, andererseits wurde ihr in den Gesprächen schmerzlich bewusst, dass sie ihrer Tochter nie die Zuwendung hatte geben können, die sich diese immer gewünscht hatte, und dass sie auch keine Möglichkeit sah, dies grundlegend zu ändern. Als sie das ihrer Tochter in einem Gespräch in der Klinik mitteilte, kam es vorübergehend zu einem massiven Einbruch bei Maria, in der Folge jedoch zu einer Stabilisierung, die es ihr erleichterte, sich auf eine Perspektive in einer Jugendhilfeeinrichtung einzulassen.

Zur Stabilisierung von Maria im Verlauf der stationären Behandlung trug neben ihrer einzeltherapeutischen Behandlung und der Erfahrung, immer wieder von Team aufgefangen zu werden, auch eine besondere Begabung bei, die sich sehr rasch im Rahmen der Musiktherapie zeigte. Da sie eine ungewöhnlich ausdrucksstarke Stimme besaß, wurde sie zur Sängerin der Klinikband und konnte bei einem Auftritt mit dieser Band auch ihre Mutter beeindrucken. Diese Ressource war ein Bereich, auf den sie stolz sein konnte und der ihr half, ihr negatives Selbstbild Stück für Stück zu verändern.

Nach 6-monatiger stationärer Behandlung und einem sehr wechselhaften Therapieverlauf konnte Maria in einem gegenüber der Aufnahmesituation deutlich gebesserten Zustand in die Nachbetreuung einer Jugendhilfeeinrichtung mit begleitender Einzeltherapie entlassen werden.

Stationäre jugendpsychiatrische Behandlungen von Jugendlichen mit beginnenden Persönlichkeitsstörungen sind immer wieder dadurch erschwert, dass aufgrund der geringen Klinikgrößen häufig keine Differenzierung zwischen verschiedenen Gruppen von Patienten möglich ist. Wie in ► Abschn. 6.5 weiter ausgeführt, ist es aber bei der Behandlung von Jugendlichen mit Persönlichkeitsstörungen in einem stationären Setting von erheblicher Bedeutung, dass die Stationsregeln auf die Besonderheiten dieser Jugendlichen abgestimmt sind, um einerseits durch die Klarheit der Grenzsetzungen Halt geben zu können, andererseits aber (auch bei einem verhaltenstherapeutischen Behandlungskonzept) die Psychodynamik des einzelnen Patienten im Umgang mit Grenzen einbeziehen zu können. Am Beispiel der Patientin Maria zeigt sich, dass das starre Beharren auf den Stationsregeln zu einem frühzeitigen Behandlungsabbruch geführt hätte, der von der Patientin gleichzeitig gewünscht und gefürchtet wurde. Indem mit ihr die Bedeutung und die Funktion ihres dysfunktionalen Verhaltens erarbeitet werden konnten, bekam sie eine Chance zur Veränderung.

6.3.2 Übertragungsfokussierte Psychotherapie („Transference Focused Psychotherapy", TFP)

In der Arbeitsgruppe um O. Kernberg wurde auf der Grundlage der psychoanalytischen Objektbeziehungstheorie und dem Kernberg-Modell der Borderline-Persönlichkeitsorganisation ein Therapieverfahren entwickelt und manualisiert (Clarkin et al. 2001), bei dem die Analyse von Übertragungs- und Gegenübertragungsprozessen in den Fokus der Behandlung gerückt wird, woraus sich der Name des Verfahrens „Transference Focused Psychotherapy" ableitet. Dazu wurde das psychoanalytische Standardverfahren deutlich modifiziert.

Ausgangspunkt ist die Annahme, dass aktuelle Symptome des Patienten als unbewusste Wiederholungen von pathologischen internalisierten Objektbeziehungen der Vergangenheit zu verstehen sind, die sich im „Hier-und-Jetzt" manifestieren und zu wiederkehrenden fehlangepassten Verhaltensweisen und chronischen affektiven und kognitiven Störungen führen (Clarkin et al. 2001). Aus diesem Grund sollte die therapeutische Arbeit mit dem Patienten auch primär im „Hier-und-Jetzt", also in der aktuellen Beziehungsgestaltung der Therapeut-Patient-Beziehung erfolgen, sodass der Behandlungsfokus auf der Analyse der Übertragungs- und Gegenübertragungsprozesse liegt. Durch die Techniken „Klärung", „Konfrontation" und „Deutung" wird eine Integration der Persönlichkeitsorganisation (Struktur) angestrebt. Neben dem Manual von Clarkin et al. (2001) liegen weitere deutschsprachige Einführungen in dieses störungsspezifische psychodynamische Verfahren vor (Dammann et al. 2000; Doering u. Buchheim 2005; Buchheim et al. 2006).

Rahmenbedingungen. Bei der TFP handelt es sich um eine Einzelpsychotherapie im Sitzen, die in der Regel über einen Zeitraum von 1–3 Jahren in einer Frequenz von 1–2 h pro Woche,

d. h. in insgesamt ca. 50–80 (bis 160) Sitzungen durchgeführt wird. Zu Beginn der Behandlung wird ein Vertrag zwischen Patient **und** Therapeut abgeschlossen, in dem Rahmenbedingungen, Therapiemethode, Therapieziele, Rollen und Verantwortlichkeiten von Patient und Therapeut geklärt werden. Auch der Umgang mit häufig auftauchenden Problemen, die bei der Behandlung von Patienten mit Borderline-Persönlichkeitsstörungen immer wieder zu beobachten sind, wie Suizidalität, Selbstverletzungen, Impulsdurchbrüche oder Affektstürme, das regelmäßige Erscheinen und die Konsequenzen von Verletzungen der Vertragsvereinbarungen soll in diesen „Vertragsverhandlungen" festgelegt werden, die sich über die ersten 1 bis 3 Sitzungen hin erstrecken können (Buchheim et al. 2006).

Das Aushandeln des Vertrags, der auch mündlich festgelegt werden kann, hilft dabei, die zu Behandlungsbeginn oft hohe Dramatik zu beruhigen („slow down the beginning"), was sowohl dem Patienten als auch dem Therapeuten Sicherheit geben kann. Viele Patienten mit Borderline-Persönlichkeitsstörungen, auch Jugendliche, haben schon eine große Zahl von Behandlungsversuchen hinter sich. Deshalb sollte ebenfalls aufgegriffen werden, an welchem Punkt die letzte Therapie endete, und was Patient und Therapeut dieses Mal anders machen können, um zu verhindern, dass auch dieser erneute Therapieversuch wieder scheitert (z. B. „Deine letzte Therapie hast du beendet weil …, darum lass uns hier darüber reden, was wir gemeinsam tun können, um zu verhindern, dass es dieses Mal wieder schief geht.").

Folgende Behandlungstechniken kommen zum Einsatz:

Klärung. Jede Information des Patienten, die unklar, verwirrend, chaotisch, vage oder widersprüchlich ist, sollte vom Therapeuten so lange geklärt werden, bis Patient und Therapeut das Gleiche darunter verstehen. Dies ist wichtig, da häufig das initiale Erleben eines Therapeuten bei der Arbeit mit einem borderline-gestörten Patienten Verwirrung ist (Clarkin et al. 2001). Beispiele für Klärungen sind: „Können Sie mir genauer erklären, was Sie meinen, wenn Sie von einer normalen Kindheit sprechen?" „Was meinen Sie, wenn Sie sagen, Ihre Mutter sei eine Heilige?" „Du hast vorher einen gewissen Johannes erwähnt, aber mir ist nicht klar, um wen es sich da handelt". Klärungsversuche sind außerdem wichtig, um sich dem Patienten als nicht perfekt zu zeigen („Ich habe noch nicht alles verstanden und brauche Zeit dazu") und sich der „Gefahr" zu stellen, vom Patienten entwertet zu werden, weil er sofort und umfassend verstanden werden will.

Konfrontation. Diese dient dazu, dem Patienten widersprüchliche Anteile seiner Mitteilung bewusst zu machen (z. B. Diskrepanzen zwischen verschiedenen Kommunikationskanälen) oder ihn auf Bereiche hinzuweisen, die weiterer Klärung bedürfen. Beispiel: „Sie erzählen mir, wie sehr sie leiden, und dabei geht ein seliges Lächeln über ihr Gesicht. Wie erklären Sie sich das?" Durch solche Konfrontationen wird der Patient auf Punkte gelenkt, die er bisher nicht wahrgenommen oder völlig normal gefunden hat. Wesentlich ist, dass solche Konfrontationen taktvoll und (vor allem in den Anfangsstadien der Behandlung) behutsam erfolgen, um die Gefahr eines Behandlungsabbruchs zu minimieren.

Deutung. Aus Klärung und Konfrontation stammende Informationen als bewusstes Material werden verbunden mit hypothetischem unbewusstem Material, dem ein Einfluss auf Motivation und Verhalten des Patienten zugeschrieben wird (Clarkin et al. 2001). Ziel ist das Bewusstmachen von noch unbewussten Objektbeziehungsmustern. Die Deutungen, die sich vor allem auf die Therapeut-Patient-Beziehung stützen, sollten im „Hier-und-Jetzt" gegeben werden, und sich nicht auf die Vergangenheit beziehen (Buchheim et al. 2006). Beispiel: „Sie benehmen sich gerade wie ein Kind, das sich einem bösem Vater gegenübersieht." - statt: „Sie sind immer noch wütend, weil sie früher so einen bösen Vater hatten.". Die zweite Deutung wäre möglicherweise nicht nur unzutreffend, sondern würde vor allem nicht den aktuellen Affekt zwischen Patient und Therapeut berücksichtigen.

Fokus der Behandlung sind affektgeladene Themen, die in der Beziehung zwischen dem (Borderline-) Patienten und seinem Therapeuten im „Hier-und-Jetzt" auftauchen, wobei aggressive und selbstdestruktive Anteile des Patienten im Zentrum stehen. Durch die Analyse von aktuellen Übertragungs- und Gegenübertragungsprozessen sollen gespaltene, polarisierende oder verzerrte Beziehungsmuster verändert werden zu integrierten, differenzierten und komplexen Objektbeziehungen. Buchheim et al. (2006) raten,

> sich das Geschehen in der Therapie als eine Art Inszenierung mit Schauspielern vorzustellen, die in verschiedene Rollen geraten. In der Regel lassen sich neben einer ganzen Reihe von typischen ‚Rollen' des Patienten auch Rollen des Therapeuten erkennen und identifizieren (Buchheim et al. 2006, S. 232).

❗ Zentrale Ziele einer psychodynamischen Behandlung auf der Grundlage der übertragungsfokussierten Therapie sind die
   - Integration des Selbstkonzepts und der Konzepte bedeutsamer Bezugspersonen,
   - Integration von dissoziierten oder abgespaltenen Affekten,
   - Stärkung der Empathie (für sich selbst und andere).

Clarkin et al. (2007) publizierten eine Vergleichsstudie der dialektisch-behavioralen Therapie, der übertragungsfokussierten Therapie (TFP) und einer supportiven Therapie, in der alle 3 Therapieverfahren Verbesserungen erzielten, wobei die Ergebnisse für die TFP für eine größere Zahl von Zielmerkmalen positiv ausfielen als für die beiden alternativen Behandlungsverfahren.

Grundlegende Konzepte der TFP mit Kindern und Jugendlichen wurden von P. Kernberg et al. (2000) beschrieben. Nach dem Tod von P. Kernberg wurde die Arbeit an einem TFP-Manual für Jugendliche von einer Arbeitsgruppe um Foelsch weiter vorangetrieben und inzwischen abgeschlossen (Foelsch 2008; Foelsch et al. 2008). Eine empirische Überprüfung steht allerdings noch aus. Bei Jugendlichen wird ein Vertrag unter Einbeziehung der Familie gemacht (schriftlich oder mündlich). Er hilft der Familie und dem Patienten, das Potenzial der Familie zu optimieren und sich in der Unterstützung der Behandlung zu engagieren. Er klärt ferner die Erwartungen an die Behandlung und beschreibt deren Grenzen. Ferner werden Möglichkeiten beschrieben, die zum Behandlungsabbruch führen könnten (Foelsch 2008).

Die Behandlungsstruktur unterscheidet sich von der bei Erwachsenen. Die therapeutischen Sitzungen sind 1- bis 2-mal pro Woche für ca. 6-12 Monate mit insgesamt 50(80)-100 Sitzungen und regelmäßigen Familiensitzungen zwischendurch. Bei Bedarf wird Kontakt zur Schule aufgenommen.

❗ Der Kontakt zu den Eltern ist wichtig, da die Jugendlichen meist noch mit diesen zusammenleben. Erst durch das Kennenlernen der Eltern kann die dominante und noch reale primäre Objektbeziehung identifiziert werden.

Auch die Behandlungstechniken unterscheiden sich bei Adoleszenten von denen bei Erwachsenen. So wird ein größerer Schwerpunkt auf die Klärung gelegt, bevor Konfrontation und Deutung eingesetzt werden. Ferner wird erst an Beziehungen außerhalb der therapeutischen Beziehung gearbeitet, bevor die Übertragungsbeziehung von Bedeutung ist. Das Phänomen der

Gegenübertragung wird über den Adoleszenten hinaus auf die gesamte Familie ausgedehnt (Foelsch 2008).

In der Therapie wird nicht über die Vergangenheit gesprochen, sondern in erster Linie über die Gegenwart, d. h., wenn Patienten beginnen über die Vergangenheit zu sprechen wird immer gefragt, welche Bedeutung dies für die Gegenwart hat, da sich Borderline-Patienten leicht in der Vergangenheit verlieren.

Behandlungsziele
Verbesserung der Interaktion. Da Persönlichkeitsstörungen Störungen der Interaktion sind, also eine komplexe Störung des zwischenmenschlichen Beziehungsverhaltens, ist das vorrangige Behandlungsziel die Verbesserung der dysfunktionalen zwischenmenschlichen Beziehungen.

Eine der entscheidenden Entwicklungsaufgaben von Jugendlichen stellt der Umgang mit den Peers dar, der bei persönlichkeitsgestörten Jugendlichen häufig nicht gelingt, da sie in ihrer emotionalen Entwicklung verkümmert sind, weil ihnen ihr beschränktes Repertoire an Fähigkeiten für den Umgang mit anderen keine wachstumsfördernde emotionale Austauschmöglichkeit bietet (P. Kernberg et al. 2000).

Verbesserung der Gewissensbildung. Eine weitere Besonderheit bei der Arbeit mit TFP bei Jugendlichen ist die direkte Arbeit am Über-Ich.

P. Kernberg postulierte, dass Patienten informiert werden müssen, welche Schwächen bei ihnen vorliegen und lernen müssen, damit zu leben.

Wer seine eigenen Begrenzungen kennt und akzeptiert, wird weniger leicht Opfer von Ängsten und Depression (P. Kernberg 2004, persönliche Mitteilung).
In dem Maße, wie das Kind fähig ist, es zu verstehen, sollte man ihm erklären, dass es ein

Problem hat – insbesondere dass es kein Gewissen hat – und dass man sich sehr bemüht, ihm dabei behilflich zu sein, diesen fehlenden Teil zu bekommen, der so wichtig ist wie ein Arm oder wie das Augenlicht. Die Bilder, die für dieses Beispiel herangezogen werden, sollten konkret und lebhaft sein, und in der Haltung des Erwachsenen sollten Ernst und Sorge zum Ausdruck kommen (P. Kernberg et al. 2000, S. 248).

Veränderung der Objekt- und Selbstrepräsentanz. Borderline-Patienten erleben sich selbst anders, als die anderen sie erleben, nämlich als schutzsuchend und auf der Suche nach Sicherheit gewährenden Bindungen. Sie erleben aber auch andere anders, als diese sind, nämlich, dass diese sie in zudringlicher Weise oder durch unvorhersehbare Abwendung schädigen wollen.

Ziel ist es, diese internalisierten Selbst- und Objektwahrnehmungen zu verändern und zu korrigieren, um affektive Erfahrungen anzureichern und zu modulieren.

Die reflexiven Fähigkeiten des Patienten sollen durch TFP deutlich gefördert werden, indem der Therapeut seine eigene Reflexionsfähigkeiten zur Verfügung stellt, z. B. in dem er fragt: „Könnte es nicht sein, dass du auch noch Schwierigkeiten hast in (bei) …" Auch das Aufstellen von Hypothesen kann dabei behilflich sein: „Ich habe den Eindruck, dass … und daraus folgere ich …" – „Wenn das zutreffen sollte, sollten wir den Fokus der nächsten Stunden darauf legen, um zu verstehen warum das so ist."

Gegenübertragung. Das Ertragen heftiger negativer Gegenübertragungsreaktionen ist essenziell in der Behandlung von Patienten, deren Übertragung in hohem Maße von Hass und Neid dominiert wird, um die Art des Hasses in der Übertragung herausfinden zu können (Clarkin et al. 2001). Dennoch ist es wichtig, dass der Therapeut in seinem Patienten einen liebenswerten, echten menschlichen Aspekt entdeckt ebenso wie einen potenziellen Bereich einer Ich-Entwicklung. Der Therapeut muss ein Bündnis eingehen können mit den erhaltenen gesunden Ich-Anteilen.

Allerdings ist seine eigene objektive Sicherheit entscheidend, wann immer er sich von der Pathologie des Patienten bedroht sieht, muss er seine körperliche, psychische, soziale und rechtliche Situation sicher stellen. Diese Sicherheit muss Vorrang vor allen anderen Überlegungen haben. So fragte z. B. eine Borderline-Patientin in der Therapiestunde, als sie mit ihren manipulativen Anteilen konfrontiert wurde „ob denn schon mal jemand auf die Therapeutin losgegangen sei". Zum Schutz sowohl der Therapeutin als auch der Patientin, wurde die therapeutische Ebene sofort verlassen und der Patientin unmissverständlich klar gemacht, dass dies sofort zum Rufen der Polizei und somit auch zum Therapieabbruch führen würde. Die Therapie konnte anschließend mit deutlicher Beruhigung der Patientin und der Sicherheit, dass die Therapeutin dafür sorgt, dass das nicht passieren kann, fortgesetzt werden.

Das provozierende Verhalten von Patienten kann Therapeuten dazu drängen, ihre technisch neutrale Haltung und echte menschliche Sorge aufzugeben und zu einem sadistischen Verfolger des Patienten, zu dessen masochistischem Opfer oder zu einer manipulierenden, aber letztlich gleichgültigen Autorität zu werden, oder sich emotional vollkommen vom Patienten zurückzuziehen.

Eine freundliche Fassade des Therapeuten aber, die jegliche Aggression leugnet, kann vordergründig zu einer „Erwärmung" der therapeutischen Beziehung führen, aber sie verhindert ein Ansprechen der zugrunde liegenden aggressiven und falschen Anteile des Patienten.

❗ Wegen dieser besonderen Herausforderungen ist in der Arbeit mit Persönlichkeitsstörungen eine regelmäßige Supervision oder Intervision unabdingbar.

Behandlung einer Jugendlichen mit Persönlichkeitsstörung nach TFP

Eine 17-jährige Patientin kam mit einer Betreuerin einer Jugendhilfeeinrichtung in die Praxis, um nach einer Psychotherapie zu fragen, damit sie „ihr Leben besser in den Griff bekäme". Am liebsten sei sie alleine, würde dann viel lesen und sich in eine Fantasiewelt zurückziehen, in der sie sich mit Protagonistinnen aus Büchern beschäftigen würde. Trotz ihres hochgesetzten Berufsziels – Staatsanwältin – würde sie es aber noch nicht einmal schaffen, morgens aufzustehen, um die Schule zu besuchen. Die Patientin berichtete ferner, dass sie sich selbst wundern würde, wie wenig ihr Beziehungen bedeuten würden, und dass es keine Beziehung gäbe, die ihr wichtig erscheine, Menschen seien „irgendwie austauschbar". Auch die Betreuerin der Jugendhilfeeinrichtung und andere Jugendliche würden sie als kalt und distanziert beschreiben. Des Weiteren schilderte sie eine ausgeprägte Konzentrationsproblematik mit starken Stimmungsschwankungen. Zur Vorgeschichte wurde berichtet, dass die Jugendliche aus einer sozial instabilen Familie stamme, die 5 Kinder der Mutter (von 4 verschiedenen Vätern) seien alle in Pflegefamilien oder in Heimeinrichtungen. Obwohl das Jugendamt die Familie über Jahre betreute, war die Patientin bis zum Alter von 13 Jahren bei der Mutter belassen worden, die sich zum damaligen Zeitpunkt bereits schon lange vom leiblichen Vater getrennt hatte und in der Zwischenzeit mit verschiedenen anderen Partnern gelebt hatte. Einige Partner der Mutter waren drogen- oder alkoholabhängige Männer.

Im Erstgespräch imponierte die Jugendliche als intelligentes, jedoch kalt und distanziert wirkendes Mädchen. Sie schilderte ohne jegliche affektive Beteiligung ihre traumatische Vorgeschichte und wirkte dabei kognitiv reflektiert, aber nicht im Kontakt zu irgendwelchen eigenen Gefühlen.

Aufgrund der immer wieder von der Patientin thematisierten Bedeutungslosigkeit anderer Menschen und der Austauschbarkeit von Personen wurde von der Therapeutin gleich in den ersten Sitzungen angesprochen, wie stark das Gelingen einer psychotherapeutischen Behandlung auch von der Beziehung zwischen

Patient und Therapeut abhängig ist, und dass auch die Zuverlässigkeit der Einhaltung der Termine sehr stark davon abhänge, wie wichtig einem ein solcher Termin sei.

Die Patientin verstand dies auf der kognitiven Ebene, schien jedoch überrascht. Sie erwiderte, dass die Therapeutin ihr einfach helfen solle, ihr Leben „besser auf die Reihe" zu kriegen, das sei ihr wichtig, nicht irgendeine Beziehung, denn das, was die Therapeutin täte, sei ja schließlich nur ihr Job und hätte mit Beziehung ja nichts zu tun.

Zur Vorgeschichte: Die Patientin wurde als Kleinkind im Alter von knapp 2 Jahren, weil die Mutter erneut schwanger war, von ihren Eltern ins Herkunftsland des Vaters (Nordafrika) zur Großmutter geschickt, die sie bis dahin noch nie gesehen hatte und deren Sprache sie auch nicht sprach oder verstand. Sie lebte dann bis zum 4. Lebensjahr dort und wurde von den Eltern in dieser Zeit nicht ein einziges Mal besucht. Dann erfolgte eine unvermittelte Rückführung nach Deutschland, was eine zweite traumatische Trennungserfahrung bedeutete, da das Kind unterdessen kein Deutsch mehr sprach oder verstand und natürlich an die Mutter (die Eltern waren unterdessen getrennt) keinerlei Erinnerung mehr hatte. So war sie zum zweiten Mal ohne jegliche Vorbereitung von einer vertrauten Person getrennt und einer völlig fremden zugeführt worden. Auf diese zweite abrupte Trennung reagierte das damals knapp 5-jährige Kind offenbar mit deutlichen Auffälligkeiten. Die Patientin berichtete, ihr sei erzählt worden, dass ihre Mutter sie in keiner Weise verstanden habe, sie hätte wohl über Monate nur geschrien und die Mutter sei völlig überfordert gewesen und auch aggressiv geworden. Die Beschreibung dieser traumatischen Kindheitserlebnisse wurde von der Patientin kühl und distanziert ohne jede emotionale Regung mitgeteilt. Sie schien überrascht und „interessiert" an der Bestürzung der Therapeutin zu sein und wirkte kognitiv interessiert und neugierig, als diese ihr vermittelte, wie sich wohl ein 2-jähriges und dann wiederum ein 4-jähriges Kind gefühlt haben könnte, als es zum ersten und dann zum zweiten Mal eine Mutter bzw. eine vermeintliche Mutter verlor.

In späteren Therapiesitzungen berichtete die Patientin völlig affektisoliert von schwersten körperlichen Misshandlungen durch die Mutter, die z. T. so schwerwiegend waren, dass sie damals als ca. 6-jähriges Kind mehrfach mit Gehirnerschütterungen und einmal sogar mit dem Verdacht auf eine Hirnquetschung in eine Klinik eingeliefert worden sei. Dies sei das einzige Mal gewesen, an das sie sich erinnern könne, dass sie als Kind geweint hätte, sonst hätte sie alles dafür getan ihren Schmerz nicht zu zeigen. Sie selbst gab als Erklärung für diese schwere Misshandlung an, sie sei eben ein schwieriges Kind gewesen und außerdem habe auch ihre Mutter eine schwere Kindheit gehabt, deshalb habe sie ihr verziehen. Auf die Frage, ob sie sich auch selbst leidtun könne, war sie sehr erstaunt und entgegnete, sie sei ein „herzloses Kind" gewesen, das sei sie ja immer noch. Ihre Abwehr, die darin bestand, die Mutter mit Vorwürfen zu verschonen und Erklärungen für die schweren Misshandlungen zu finden, die mit ihr selbst zu tun hatten und für die sie sich selbst die Schuld gab – was typisch ist für misshandelte Kinder –, zogen sich durch die gesamte Behandlung.

Behandlung: Die Therapeutin entschied sich zu einer an das TFP für Erwachsene angelehnten Psychotherapie, die einmal pro Woche stattfand. Durch die große Angst der Patientin vor zu viel Nähe und vor Abhängigkeit war zu befürchten, dass mit einer höher frequenten Psychotherapie eventuell die Behandlung abgebrochen worden wäre. Auch unter diesen Behandlungsbedingungen waren die ersten Wochen der psychotherapeutischen Behandlung von ständigem Ausfall der Stunden durch nicht Erscheinen geprägt. In den stattfindenden Stunden wurde von der Therapeutin immer wieder thematisiert, wie sehr sie sich damit selbst wieder eine Entbehrung zufüge und sich etwas nähme, was ihr eigentlich gut täte. Die Patientin wünschte sich Unterstützung, da sie jedoch unterdessen in einer Verselbstständigungsgruppe der Jugendhilfeeinrichtung lebte, konnte ihr kein Betreuer dabei helfen und so wurde mit der Jugendlichen zusammen vereinbart, dass die Arzthelferin der Praxis die Patientin eine Stunde vor Therapiebeginn anrufen würde, um sie zu erinnern und um somit eine kontinuierliche Arbeit zu ermöglichen.

Die anfänglichen therapeutischen Sitzungen waren geprägt von überwältigenden Kindheitserfahrungen und der dauerhaften Überforderung der Patientin. Da TFP sehr stark auf den Affekt in den Therapiestunden fokussiert, wurden immer wieder die Affektisolierung der Patientin sowie die heftigen affektiven Gegenübertragungsgefühle der Therapeutin zum Thema gemacht. Fragen an die Patientin, ob es sie denn traurig machen würde, wenn sie sähe, wie früh sie schon mit sehr schwierigen Lebensbedingungen belastet gewesen sei und wie überfordert sie offensichtlich als Kind oft gewesen sei, beantwortet sie erstaunt damit, dass das doch normal sei, ihre Mutter habe sie halt nicht in Watte gepackt und das sei auch gut so. Die Entgegnung, dass dies ja offensichtlich ein Mechanismus sei, den sie auch heute noch habe, denn ihr Vorstellungsgrund sei ja u. a. der gewesen, dass sie erschrocken sei, dass sie keine Gefühle haben könne, führte dazu, dass sie sich erinnerte, dass sie zwar heute keine Gefühle habe, aber als Kind manchmal überflutet gewesen sei von ganz schlimmen Gefühlen, und jetzt seien diese wie abgeschnitten. Sie sei froh darüber, dass sie das nicht mehr so spüren würde wie als Kind, weil sich das ganz schrecklich angefühlt habe.

Nach dieser Therapiestunde folgten äußerst aggressive Stunden, in denen sie die Therapeutin z. T. außer sich vor Wut beschimpfte und anschrie, sie als kindisch, bevormundend und überheblich bezeichnete. Sie war in dieser Zeit außerordentlich wahllos mit Männerbekanntschaften und begab sich damit in ständige Gefahr. Es erweckte den Eindruck, dass sie Sexualität als Ersatz für Beziehung sah und agierte. Ihr Gefühlsspektrum war ausschließlich reduziert auf aggressive Affekte, auch außerhalb der Psychotherapie war sie in häufige aggressive Auseinandersetzungen verwickelt. Durch den Fokus von TFP, immer wieder den aktuellen Affekt in den Therapiestunden anzusprechen und die Bedeutung für die therapeutische Beziehung hervorzuheben, kam es zu heftigsten Attacken der Patientin, die allerdings mit der Zeit durch Klärung („Was ist seit dem letzten Mal geschehen, was dich so wütend macht?" – „Du sagst mir, dass ich dich so nerve, weil ich nichts verstehe, kannst du es mir vielleicht noch mal erklären, damit ich es besser verstehen kann?" – „Du hast mir neulich etwas erzählt, von dem ich nicht weiß, ob es vielleicht etwas mit deinem Ärger von heute zu tun hat, sollen wir es zusammen noch mal überlegen?" etc.) wieder zu beruhigen waren.

Sie erzählte immer häufiger, dass sie unter ihrer Gefühllosigkeit leiden würde und verstehen wolle, warum sie immer Dinge, die sie erinnerte, so ganz ohne Gefühle erinnern würde. Leiden könne sie nur mit anderen, so habe sie sich seit Jahren eine Scheinwelt aufgebaut, sie würde sich in Geschichten hineinversetzen, die sie gelesen oder in Filmen gesehen habe, und zum Schluss sei sie selbst die Protagonistin dieser Geschichten. In diesen ginge es um die Biografien anderer Menschen, die ein noch schlimmeres Schicksal hätten als sie, um Traumaopfer, hungernde oder entführte Kinder. Mit diesen Protagonistinnen könnte sie dann mitfühlen, deren Leid würde sie erschüttern, sie würde weinen über deren schweres Leben.

In dieser Phase der Therapie war sie erstmalig besorgt um ihren Körper, der ihr vorher völlig egal war. Sie ließ sich bei einer Hausärztin komplett untersuchen und auch einen Aids-Test machen. Sie erinnerte sich, wie ärgerlich die Mutter immer war, wenn sie krank war. Einmal habe sie gehört, dass ein Kind, wenn es eine Lungenentzündung habe, ins Krankenhaus kommen würde. Sie war damals ungefähr 7 Jahre alt und dachte sich, dass das wunderbar sei, dass sie da hin wolle, da werde sie nicht geschlagen, bekomme immer was zu essen und wäre auch nie allein. Sie habe sich dann mit nassen Haaren und ohne Jacke in den Regen gestellt, aber leider habe es nicht geklappt, nicht mal einen Schnupfen habe sie bekommen.

Sie zeigte erste Zeichen einer Dankbarkeit gegenüber der Jugendhilfeeinrichtung und was die Betreuer dort für sie taten. Es gab Stunden, in denen sie darüber trauerte, dass sie diese Art von Versorgung nicht früher bekommen hatte. In dieser Zeit begann die Patientin sich intensiv um ihre alten Großeltern zu kümmern, die beide schwere Alkoholiker sind und dennoch für das Mädchen in der Kindheit eine große Stütze darstellten, weil bei ihnen der einzige Ort war, wo es regelmäßig Essen gab, ab und zu Taschengeld und eine gewisse Regelmäßigkeit stattfand.

Nach ca. 30 Therapiestunden kam die Patientin zunehmend regelmäßiger zu ihren Therapiesitzungen, ohne angerufen werden zu müssen. Einmal, als sie wieder einmal die Stunde verschlafen und von der Praxis aus angerufen werden musste, weinte sie am Telefon darüber, dass es ihr immer wieder passieren würde, „obwohl mir doch die Stunden wichtig sind". Dieser behutsam beginnende Beziehungsaufbau machte ihr anfangs so starke Angst, dass sie diese Beziehung immer wieder versuchte zu zerstören, indem sie mit schwersten Schimpftiraden und verbal aggressiven Angriffen die therapeutische Beziehung auf die Probe stellte. Dennoch erschien sie weiterhin regelmäßig zu den Terminen und stellte eines Tages mit Erstaunen fest, dass die Therapeutin sich ja trotz der heftigen Aggressionen vonseiten der Patientin nie „rächte" oder sie rausschmiss. Sie selbst konnte dies als neue Beziehungserfahrung sehen und auch annehmen, als ihr die Therapeutin sagte, dass eine Beziehung zwischen Patient und Therapeut eben doch nicht nur ein reines Geschäftsverhältnis sei, wie sie dies ja am Anfang vermutet habe.

In dieser Zeit wurde sie von der Therapeutin aktiv bei dem Vorhaben unterstützt, ihren Realschulabschluss nachzuholen. Trotz großer Freude über den Platz an der Abendrealschule hatte sie auch Angst, erneut zu scheitern, wie mehrmals zuvor. Sie erzählte viel von ihrer Schulerfahrung als Kind, dass die Mutter ihr die Hefte nicht gekauft habe, dass sie dann in der Schule gesagt habe, sie habe sie vergessen, und dafür Ärger bekommen habe. Sie sei ein schusseliges und chaotisches Kind, unorganisiert und vergesslich gewesen und habe dafür viele Schläge bekommen.

Durch ihre massiven Konzentrationsprobleme, ihre leichte Ablenkbarkeit und ihr mangelndes Zutrauen in ihre Fähigkeiten drohte, trotz großer Motivation ihrerseits, das Vorhaben des Realschulbesuches, wie schon bei zwei ähnlichen Versuchen zuvor, zu scheitern. So entschloss sich die Therapeutin zu einem Medikamentenversuch mit Methylphenidat, was einen durchschlagenden Erfolg und eine enorme Wandlung in der therapeutischen Beziehung mit sich brachte. Sie war nun eine ausgesprochen gute Schülerin (was auch ihrem IQ im oberen Durchschnittsbereich entsprach), immer Klassenbeste, war ehrgeizig, erfreute sich sehr an ihrem Erfolg und fiel den Lehrern sofort als besonders begabte junge Frau auf. Die Patientin entwickelte zunehmend die Fähigkeit dankbar sein zu können und konnte erstmals äußern, dass sie auch der haltenden therapeutischen Beziehung viel zu verdanken habe. Dies stellte einen weiteren großen Fortschritt in der Psychotherapie dar, da die Autarkiebemühungen der Patientin ganz zentral darin bestanden, nie abhängig bzw. dankbar jemand anderem gegenüber sein zu müssen.

Die therapeutischen Sitzungen wurden ihr immer wichtiger, Therapiepausen machten ihr zu schaffen und sie hatte immer häufiger mit sehr traurigen Phasen zu tun, da sie sehr viel mehr Kontakt zu sich und ihren Gefühlen der Einsamkeit hatte. Immer wieder hatte sie Phasen, in denen sie stark somatisierte und dabei erkannte, wie wenig sie in ihren körperlichen Ängsten als Kind wahrgenommen und unterstützt worden war. In der Beziehung zur Therapeutin hatte sich eine deutliche Nähe eingestellt, die die Patientin aushielt und nicht mehr zerstören musste, und sie konnte erstmals erwägen, dass sich die Therapeutin „wirklich" für sie interessiere und nicht nur, weil sie Geld dafür bekäme. Sie begann zunehmend, die schweren Entbehrungen und Traumata ihrer Kindheit zu betrauern und entwickelte Fantasien darüber, wie sie es bei eigenen Kindern vielleicht anders machen könnte. Verständlicherweise tat sich die Patientin schwer, diese depressiven Phasen als Fortschritt und Gefühlserweiterung zu sehen, sondern war wütend darüber und wollte diese Gefühle wieder los sein. Die Zeiten, in denen sie über das Schicksal der Protagonistinnen ihrer Romane bitterlich weinen konnte, wichen einer Zeit, in der sie diese traurigen Gefühle mit ihrer eigenen Biografie in Verbindung bringen konnte, Trauer über frühere Entbehrungen wahrnahm und auch Deutungen der Therapeutin annehmen konnte, dass der frühere Preis des Nicht-spüren-Könnens hoch war.

Ab diesem Zeitpunkt tauchten in der Therapie kaum noch aggressive Durchbrüche auf (was sicher auch eine Wirkung der Stimulantientherapie war) und auch die Kontakte zu ihren wenigen Freunden in der Schule waren zwar immer noch von viel Distanz geprägt, aber zunehmend bedeutsamer. Der Grund dafür bestand sicher zum einen in der großen Bestätigung, die sie durch die guten Leistungen in der Schule bekam, zum anderen aber auch durch eine neue Beziehungserfahrung, die ihr neben der traumatischen früheren die Möglichkeit bot, die Erfahrung zu machen, dass man in Beziehungen nicht immer verletzt oder verlassen wird und dass Beziehungen nicht immer mit Angst und Schrecken verbunden sind.

6.3.3 Mentalisierungsgestützte Therapie (MBT)

Auf der Grundlage von psychoanalytischen und bindungstheoretischen Konzepten wurde von Bateman u. Fonagy (2004a) ein manualisiertes Therapieprogramm vorgestellt, bei dem Patienten mit Persönlichkeitsstörungen in einem tagesklinischen Setting behandelt werden („partial hospital program"). Theoretischer Hintergrund sind entwicklungspsychologische Konzepte, die mit der Entwicklung der Fähigkeit zur Mentalisierung verbunden sind.

Unter Mentalisierung verstehen Bateman u. Fonagy (2004b):

> Eigenen Handlungen und denjenigen von anderen einen Sinn zu geben auf der Grundlage intentionaler mentaler Prozesse wie Wünschen, Gefühlen und Überzeugungen. Sie schließt die Erkenntnis ein, dass sich das, was im eigenen Kopf abläuft, auch tatsächlich im eigenen Kopf abspielt, und spiegelt das Wissen über eigene mentale Zustände und diejenigen von anderen als mentale Zustände wider (Bateman u. Fonagy 2004b, S. 36; Übersetzung der Autoren).

Allgemeiner formuliert kann Mentalisierung also verstanden werden als die Fähigkeit, das eigene Verhalten und das Verhalten anderer Menschen durch Zuschreibung mentaler Zustände zu verstehen.

Jüngere Kinder (und nach Bateman u. Fonagy bis zu einem gewissen Ausmass auch Patienten mit Borderline-Persönlichkeitsstörungen) können noch nicht ausreichend zwischen innerer und äusserer Welt unterscheiden („psychic equivalence"), sodass Erfahrungen überwältigend werden können. In einem komplementären Bewusstseinszustand erleben Patienten mit Borderline-Persönlichkeitsstörungen einen Zustand, in dem ihre innere Welt vollkommen von der äusseren Welt getrennt ist, sodass sie sich irreal, unverbunden und isoliert fühlen. Das Erleben dieser beiden Bewusstseinszustände erschwert die Entwicklung ausreichender Fähigkeiten zur Mentalisierung, bei der Gedanken und Gefühle als Repräsentationen wahrgenommen werden können, sodass innere und äußere Welt zwar als voneinander getrennt, aber gleichzeitig auch als aufeinander bezogen erscheinen.

Zentrales Ziel der Behandlung, die als Einzel- und/oder Gruppentherapie ablaufen kann, ist die Verbesserung der Fähigkeit des Patienten zur Mentalisierung – d. h. zur Identifizierung, Modellierung und Äußerung von Affekten –, zur Stabilisierung von Bindungsrepräsentationen und zur Verbesserung der Fähigkeit, Verhaltensintentionen anderer zu erkennen und für die Adaptation eigenen Verhaltens zu nutzen. Um dies zu erreichen, benutzt der Therapeut an sich selbst oder laut ausgesprochene Fragen wie: „Warum sagt der Patient das jetzt?" – „Warum verhält sich der Patient so?" – „Was habe ich getan, was den jetzigen Zustand des Patienten erklären kann?" – „Warum fühle ich mich so, wie ich es gerade tue?" – „Was ist vor Kurzem in der Therapie oder unserer Beziehung geschehen, das den aktuellen Zustand erklären kann?" In Gruppentherapien werden die Teilnehmer ermuntert, ihre eigenen mentalen Zustände und die der anderen Teilnehmer der Gruppe zu erforschen durch Fragen wie z. B.: „Warum glauben Sie, dass sie oder er sich im Moment gerade so fühlen?" (Bateman u. Fonagy 2004b).

Ein wesentlicher Punkt der Behandlung besteht darin, dass nicht nach komplexen unbewussten Erklärungen gesucht wird, sondern stattdessen nach „Common sense"-Antworten aus der Laienpsychologie (Bateman u. Fonagy gehen davon aus, dass auch Therapeut-Patient-Beziehungen sehr viel stärker durch laienpsychologische als durch wissenschaftlich-psychologische Erklärungsansätze beeinflusst werden). Im Fokus stehen psychologische Prozesse im „Hier-und-Jetzt" (und nicht in der Vergangenheit oder Zukunft), die vor allem auch durch aktuelle Interaktionen hervorgerufen werden, bei denen es die Aufgabe des Therapeuten ist, Übertragungs- und Gegenübertragungsprozesse zu reflektieren, um weiterhin ein Spiegel für die inneren mentalen Zustände des Patienten sein zu können (Bateman u. Fonagy 2004b). Dieses Vorgehen weist bedeutsame Ähnlichkeiten mit der TFP auf, allerdings fehlen die konfrontativen Elemente und auch Deutungen werden kaum eingesetzt.

6.3.4 Schemafokussierte Therapie (SFT)

Die neueste Entwicklung eines integrativen Therapieansatzes für Persönlichkeitsstörungen stammt von Young et al. (2005), die auf der Basis der kognitiven Verhaltenstherapie für Persönlichkeitsstörungen von Beck ein integratives Konzept erarbeiteten, in dem die Grundlagen der kognitiven Verhaltenstherapie mit Elementen humanistischer Therapieverfahren und psychodynamischen Aspekten verbunden werden.

Die theoretische Grundannahme der Schematherapie basiert auf dem Postulat, dass jeder Mensch im Verlauf seiner Entwicklung sog. Schemata erwirbt, in denen zentrale Erinnerungen, Emotionen und Kognitionen, aber auch Körperempfindungen gespeichert sind, und dass diese Schemata einen steuernden Einfluss auf

das Verhalten haben sollen. Wenn in der Entwicklung die Erfüllung zentraler Grundbedürfnisse nicht ausreichend gelingt oder bedeutsame Traumatisierungen auftreten, sollen Schemata entstehen, die unvereinbar mit der eigenen Persönlichkeit erscheinen und das Individuum an seiner Entfaltung hindern. Sie werden als frühe maladaptive Schemata („early maladaptive schemas") bezeichnet (Young et al. 2005).

Folgende hinderliche Schemata werden beschrieben (die an Begrifflichkeiten aus der humanistischen Psychologie erinnern):

- emotionale Vernachlässigung,
- im Stich gelassen sein,
- Misstrauen/Missbrauch,
- Isolation,
- Unzulänglichkeit/Scham,
- Unattraktivität,
- Erfolglosigkeit/Versagen,
- Abhängigkeit,
- Verletzbarkeit,
- Verstrickung/unentwickeltes Selbst,
- Unterordnung,
- Aufopferung,
- emotionale Gehemmtheit,
- unerbittliche Ansprüche,
- besonders sein,
- ungenügende Selbstkontrolle, Selbstdisziplin,
- Beachtung suchen,
- Negatives hervorheben,
- Strafneigung.

Maladaptive Schemata haben Auswirkungen auf die eigene Person und/oder auf die Beziehung zu anderen Menschen. Es wird angenommen, dass sie über die Zeit stabil sind und mit erheblichen Beeinträchtigungen der Lebensqualität einhergehen. Die Strategien, mit deren Hilfe Menschen versuchen, sich nicht mit ihren Schemata (also ihren inneren „Selbstentwürfen") zu konfrontieren, werden von Young als Bewältigungsstile (was vielleicht am ehesten mit „Vermeidungsstrategien" zu vergleichen ist) bezeichnet. Diese Bewältigungsmuster helfen einerseits dabei, mit den durch die Schemata entstandenen Einschränkungen zu Recht zu kommen, führen andererseits aber auch zu erheblichen Einschränkungen der persönlichen Möglichkeiten (was dann einer „dysfunktionalen Vermeidungsstrategie" entsprechen würde).

Eine Person kann im Laufe ihrer Entwicklung verschiedene maladaptive Schemata entwickelt haben. Diese sind jedoch in der Regel nicht alle gleichzeitig aktiv, können aber von Moment zu Moment wechseln (besonders augenfällig zu beobachten bei Patienten mit Borderline- Persönlichkeitsstörungen). Eine Gruppierung von Schemata und Bewältigungsstilen (also von „Selbstentwürfen" und „Vermeidungsstrategien"), die zur gleichen Zeit aktiv sind, wird als Schema-Modus bezeichnet.

Verschiedene Arten von Schema-Modi, die bereits in der Kindheit auftreten können sind:
- verletzbares Kind,
- verärgertes Kind,
- impulsives undiszipliniertes Kind,
- glückliches Kind.

Deren dysfunktionale Schemabewältigungen wären dann:
- Erdulder,
- Beschützer,
- Überkompensierer.

Oder an den elterlichen Erziehungseinflüssen orientiert:
- strafender Elternteil,
- fordernder/kritisierender Elternteil.

Oder der positive und als therapeutisches Ziel angestrebte
- Modus des gesunden Erwachsenen.

Zentrale Therapieprinzipien der Schematherapie liegen in der Identifikation von handlungs-leitenden und emotional belastenden maladaptiven Schemata, die im Laufe der Therapie schrittweise verändert werden sollen, sowie der Anpassung der therapeutischen Interventionen und der Beziehungsgestaltung an den jeweiligen Modus, in dem sich der Patient gerade befindet. Ein wesentliches Ziel der Therapie ist, beim Patienten den Modus des gesunden Erwachsenen zu stärken.

Als integrativ konzipiertes therapeutisches Verfahren weist die Schematherapie Ähnlichkeiten mit verschiedenen anderen Therapieformen auf. Auch wenn die Nomenklatur unterschiedlich ist, zeigen sich trotz der ursprünglich kognitiv-behavioralen Fundierung z. T. erhebliche Überschneidungen mit tiefenpsychologischen Konzepten. So ähnelt der Begriff des „Schemas" laut Young demjenigen des „Kernkonflikts", die „Schemabewältigungsstile" den „Abwehrmechanismen" und die Schema-Modi den „Ich-Zuständen". Als wesentliche Abgrenzung von psychoanalytischen Konzepten wird die Gestaltung der therapeutische Beziehung gesehen, die sehr aktiv gestaltet wird und sich aus dem Konzept des „ausgleichenden elterlichen Umsorgens" bedingt, das wiederum mit dem Konzept der „begrenzten elterlichen Fürsorge" zu tun hat. Durch die Annahme dieser „begrenzten elterlichen Fürsorge" ist der Therapeut bemüht, die Kernbedürfnisse des Patienten zu erkennen und zu befriedigen.

Nach Young gehören Wärme, Akzeptanz, Validierung von Wünschen, Bedürfnissen und Gefühlen, Gewährung von Autonomie ebenso zur „begrenzten elterlichen Fürsorge", wie Grenzen setzen als Orientierungshilfe und weitere differenzierte Zuwendungen, die sich an den hinderlichen Patientenschemata orientieren. „Begrenzte elterliche Fürsorge" ist auch ausgerichtet an den Schemata-Modi des Patienten, sodass der Therapeut sich um Abstimmung der Begegnung mit den jeweiligen momentanen Gesamtzuständen des Patienten bemüht. Er spendet z. B. zu einem Zeitpunkt Zuwendung, Trost und Schutz, zu einem anderen Zeitpunkt beschränkt er überschießendes Verhalten und an einer anderen Stelle ist er Vorbild für gesundes erwachsenes Verhalten. Insbesondere bei schwersten Beeinträchtigungen von Patienten wird die ausgeprägte Bedürftigkeit anerkannt und akzeptiert.

Bei einigen Erklärungs- und Therapieansätzen findet man, wenn auch mit veränderter Nomenklatur, Ähnlichkeiten zu psychoanalytischem Denken. Ebenfalls können sich kognitive Therapeuten darin wiederfinden. Young betont jedoch, dass die Schematherapie weder in der Psychoanalyse wurzelt noch ein kognitiv verhaltenstherapeutisches Verfahren darstellt. Ihre Konzepte wurden laut Young anders entwickelt und sehen ihren wichtigsten Unterschied im Stil. So stellt die häufig neutrale Haltung der klassischen Psychoanalyse und somit die Art der therapeutischen Beziehung die größte Unterscheidung zur Schematherapie dar. Die Unterscheidung oder Ergänzung von der kognitiven Verhaltenstherapie ist nach Young die Ergänzung des Entwicklungsaspekts, der Frage also: „Wie sind die Schemata entstanden?", da er erkannte, dass die Arbeit mit chronischen Patienten schwierig ist, wenn man nicht erklären kann, wie die Störung entstanden ist.

Eine Vergleichsstudie (Giesen-Bloo et al. 2006) zwischen der Schematherapie nach Young et al. (2005) und der übertragungsfokussierten Therapie (TFP) (Clarkin et al. 2001) zeigte eine hohe Wirksamkeit von beiden Psychotherapiekonzepten bei einer signifikanten Überlegenheit der Schematherapie.

6.4   Pharmakotherapie

Einheitliche pharmakotherapeutische Empfehlungen zur Behandlung von Persönlichkeitsstörungen sind (auch im Erwachsenenalter) nicht einfach zu geben. Dies hat zum einen damit zu tun, dass häufig eine ausgeprägte Komorbidität mit anderen psychiatrischen Störungen gegeben ist, sodass die Pharmakotherapie auf den jeweiligen Einzelfall abgestimmt werden muss. Zum anderen ist es aber gerade bei Patienten mit Persönlichkeitsstörungen oft nicht einfach, eine stabile Compliance für das Behandlungssetting zu erreichen, was auch Auswirkungen auf die Kontinuität der Medikamenteneinnahme hat. Dies trifft in besonderem Maße für Patienten mit Borderline-Persönlichkeitsstörungen zu, bei denen es häufig zu heftigen Übertragungs- und Gegenübertragungsreaktionen kommt und bei denen immer bedacht werden sollte, dass die verordneten Medikamente auch in suizidaler Absicht eingenommen werden könnten. Dies führt dazu, dass bei dieser Patientengruppe die Durchführung von kontrollierten Pharmakotherapiestudien erschwert ist.

In der „Task Force on Personality Disorders" der World Federation of Societies of Biological Psychiatry (WFSBP; Herpertz et al. 2007) wurden Leitlinien für biologische Strategien in der Behandlung von Persönlichkeitsstörungen erarbeitet. Die Autoren weisen ausdrücklich darauf hin, dass trotz der hohen Prävalenz dieses Störungsbildes und seiner hohen klinischen Bedeutung die Evidenzbasis für eine pharmakotherapeutische Behandlung von Persönlichkeitsstörungen noch sehr spärlich ist. Wenn Untersuchungen durchgeführt wurden, waren sie in vielen Fällen methodisch nicht sehr ausgefeilt oder basierten auf zu kleinen Stichproben, sodass von Herpertz et al. hervorgehoben wird, dass dadurch die Gefahr des β-Fehlers erhöht ist, also das Auftreten von falsch negativen Befunden. Dass es zum gegenwärtigen Zeitpunkt keine ausreichende empirische Evidenz für eine pharmakotherapeutische Behandlung von Persönlichkeitsstörungen gibt, muss also nicht an der fehlenden Wirksamkeit der Substanzen liegen. (Diese Gefahr des irrtümlichen Ablehnens einer wirksamen Behandlung gilt im Übrigen auch für die verschiedenen psychotherapeutischen Verfahren.)

Zum gegenwärtigen Zeitpunkt ist weltweit noch kein Medikament zur Behandlung dieses Störungsbilds zugelassen. Noch sehr viel weniger aussagekräftige Daten gibt es für die Frage des Behandlungsregimes bei dem Auftreten von bedeutsamen Komorbiditäten sowie für die Kombination von Pharmakotherapie und Psychotherapie, die in vielen Fällen der gegenwärtigen klinischen Praxis entspricht. Für die pharmakotherapeutische Behandlung von Jugendlichen mit Persönlichkeitsstörungen gibt es bisher kaum aussagekräftige Studien.

> ❶ Eine psychopharmakotherapeutische Behandlung von Persönlichkeitsstörungen ist nicht als Alternative zu einer psychotherapeutischen Behandlung zu sehen, sondern als eine Ergänzung, die in der Regel als alleinige Maßnahme nicht ausreichend ist.

Ziele der Behandlung sind deshalb auch nicht die grundlegenden Merkmale von Persönlichkeitsstörungen wie z. B. Beziehungsstörungen zu anderen Menschen oder Rigidität bestimmter Verhaltensweisen, sondern komorbide Störungen (wie Angst, Depressivität, Impulsivität) und Symptome wie z. B. affektive Instabilität oder kurz andauernde psychotische Episoden von Patienten mit Borderline-Persönlichkeitsstörungen.

Basis der folgenden Übersicht sind die Leitlinien der WFSBP (Herpertz et al. 2007) und der APA (American Psychiatric Association 2005), die Empfehlungen der Gesellschaft zur Erforschung und Therapie von Persönlichkeitsstörungen (2005) sowie die Überblicksarbeiten von Wedekind u. Bandelow (2006), Kapfhammer (2007) und Lieb (2007). Zu beachten ist, dass die weit überwiegende Zahl an Untersuchungen für Borderline-Persönlichkeitsstörungen durch-

geführt wurde, sodass die folgenden Empfehlungen auf die Behandlung dieses Störungsbild beschränkt sind, wenn es nicht ausdrücklich anders vermerkt ist. Für die ängstlich-vermeidende Persönlichkeitsstörung besteht insofern eine Ausnahme, dass es eine ausreichend große Zahl an Untersuchungen für das sehr eng verwandte Störungsbild der sozialen Phobie gibt, sodass die Daten aus diesen Untersuchungen weitgehend auf die Behandlung von ängstlich-vermeidenden Persönlichkeitsstörungen übertragen werden können.

Folgende Gruppen von Substanzen werden bei der pharmakotherapeutischen Behandlung von Persönlichkeitsstörungen in Betracht gezogen:

6.4.1 Neuroleptika

Von der APA wurden Behandlungsrichtlinien für die Pharmakotherapie von Borderline-Persönlichkeitsstörungen veröffentlicht, in denen dem Einsatz von sowohl typischen als auch atypischen Neuroleptika eine Bedeutung zugemessen wird (APA 2005). Typische Neuroleptika wie Haloperidol, Flupentixol oder Thiotixen in niedriger Dosierung erwiesen sich als überlegen gegenüber Placebo bei der Reduktion von Suizidalität, Ärger und kognitiven Verzerrungen. Insgesamt waren die Therapieeffekte jedoch eher mäßig, und wegen der hohen Rate an Nebenwirkungen kam es zu häufigen Behandlungsabbrüchen (Kapfhammer 2007). In den aktuelleren WFSBP-Leitlinien wird keine Indikation mehr für den Einsatz von typischen Neuroleptika gesehen, was zum einen mit der Häufigkeit an Nebenwirkungen begründet wird, die gerade bei Patienten mit Borderline- Persönlichkeitsstörung zu einer sehr hohen Abbrecher-Quote führt, zum andern aber auch mit der fehlenden Wirkung auf zentrale Symptome wie Angst, Depressivität, Ärger oder das globale Funktionsniveau.

Eine bessere Evidenz (Level · B) weisen die moderneren atypischen Neuroleptika wie Olanzapin, Risperidon, Quetiapin, Ziprasidon oder Aripiprazol auf, die eine Wirksamkeit bei der Behandlung von Störungen der Impulskontrolle, überschießendem Ärger oder kognitiven Verzerrungen zeigen konnten. Die beste Datenlage gibt es für Olanzapin mit 4 placebokontrollierten Studien (Zanarini u. Frankenburg 2001; Zanarini et al. 2004; Bogenschutz u. Nurnberg 2004; Soler et al. 2005) sowie für Aripiprazol mit einer placebokontrollierten Studie, die im Gegensatz zu den anderen Studien auch ein 18-Monats-Follow-up einschloss (Nickel et al. 2006, 2007), während für die anderen Substanzen bisher nur nichtkontrollierte Studien vorliegen. Die Studie von Soler et al. (2005) ist die erste, die bei einer kombinierten Behandlung mit Psychotherapie (DBT) und Pharmakotherapie (Olanzapin) einen zusätzlichen Effekt des atypischen Neuroleptikums auf die Verbesserung von Depressivität, Ängstlichkeit und impulsiv-aggressives Verhalten nachweisen konnte.

Die empfohlene Dosierung der atypischen Neuroleptika ist in der Regel niedriger als bei der Behandlung von Psychosen (◘ Tab. 6.1).

◘ **Tab. 6.1.** Atypische Neuroleptika bei Persönlichkeitsstörungen (Originaldaten in Herpertz et al. 2007)

Studie/Design	Stichprobe	Substanz	Ergebnis
Zanarini u. Frankenburg (2001) RCT über 24 Wochen	28 Patientinnen mit Borderline-PS	Olanzapin 5,3 mg/Tag vs. Placebo	Sign. Verminderung von Störungen der Impulskontrolle, Ängstlichkeit, Ärger und Paranoia, viele Drop-outs
Zanarini et al. (2004) RCT über 8 Wochen	45 Patientinnen mit Borderline-PS	Olanzapin 3.3 mg/Tag vs. Olanzapin + Fluoxetin 15 mg/Tag vs. Fluoxetin 15 mg/Tag	Olanzapin (alleine oder in Kombination) wirksamer auf impulsiv-aggressives Verhalten und Depressivität als Fluoxetin alleine, viele Drop-outs
Bogenschutz u. Nurnberg (2004) RCT über 12 Wochen	40 Patientinnen mit Borderline-PS	Olanzapin 6,9 mg/Tag vs. Placebo	Sign. Verminderung von Ärger, viele Drop-outs
Soler et al. (2005) RCT über 12 Wochen	60 Patientinnen mit Borderline-PS	DBT+Olanzapin 8.8 mg/Tag vs. DBT+Placebo	Bei kombinierter Behandlung mit DBT zeigte Olanzapin einen zusätzlichen Effekt auf die Verbesserung von Depressivität, Ängstlichkeit und impulsiv-aggressives Verhalten, mittlere Zahl an Drop-outs in beiden Gruppen
Nickel et al. (2006, 2007) RCT über 12 Wochen, Follow-up nach 18 Mon.	57 Patientinnen mit Borderline-PS	Aripiprazol 15 mg/Tag vs. Placebo	Sign. Verbesserung zentraler Persönlichkeitsstörungssymptome, die auch im Follow-up nach 18 Monaten noch Bestand hatte, keine Drop-outs

6.4.2 Selektive Serotoninwiederaufnahmehemmer (SSRI)

Bei den SSRI ist die Einschätzung der Wirksamkeit bei der Behandlung von Persönlichkeitsstörungen widersprüchlicher. Während Lieb (2007) aus seiner Metaanalyse den Schluss zieht, dass es keine ausreichenden empirischen Belege für die Wirksamkeit von SSRI bei dieser Indikation gibt, werden SSRI in den Empfehlungen der Gesellschaft zur Erforschung und Therapie von Persönlichkeitsstörungen (2005) als Mittel der Wahl bei der Behandlung von Borderline-Persönlichkeitsstörungen bezeichnet. Ein differenzierteres Bild zeichnen Herpertz et al. (2007). Danach konnten bisher keine Effekte von SSRI auf zentrale Borderline-Persönlichkeitsstörungssymptome wie inneres Leeregefühl, Einsamkeitsgefühle, Langeweile oder chronisch dysphorische Stimmungslage nachgewiesen werden, wohl aber auf andere Kernsymptome wie Stimmungsschwankungen, Ängstlichkeit oder Depressivität. Ein positiver Effekt wurde auch gefunden für die Verminderung von impulsiver Aggression bei Patienten mit einer komorbiden intermitierend-explosiblen Störung.

❗ Für die Behandlung von Jugendlichen mit Persönlichkeitsstörungen ist zu beachten, dass von der amerikanischen Zulassungsbehörde FDA eine Blackbox-Warnung ausgegeben wurde, in der darauf hingewiesen wird, dass es bei der Behandlung von Jugendlichen mit SSRI zu einer Zunahme von suizidalen Gedanken kommen kann, sodass eine verstärkte Überwachung vor allem in den ersten Behandlungswochen dringend empfohlen wird.

Für die Behandlung von Patienten mit ängstlich-vermeidenden Persönlichkeitsstörungen werden SSRI nachhaltig empfohlen, da es eine breite Datengrundlage gibt für die Wirksamkeit dieser Substanzen in der Behandlung von Patienten mit sozialer Phobie. Auch im Kinder- und Jugendbereich gibt es dazu randomisierte klinische Studien. Birmaher et al. (2003) konnten zeigen, dass bei Kinder und Jugendlichen mit sozialer Phobie, generalisierter Angststörung oder Trennungsängsten die Gabe von Fluoxetin bei 61% der Patienten zu einer deutlichen Verbesserung führte gegenüber 35% in der Placebogruppe. Noch deutlichere Ergebnisse gab es für Fluvoxamin mit einer Erfolgsrate von 76% gegenüber 29% unter Placebo (Research Unit of Pediatric Psychopharmacology Anxiety Study Group 2000).

6.4.3 Stimmungsstabilisatoren

Die Untersuchung der Wirksamkeit von Stimmungsstabilisatoren bei der Behandlung von Persönlichkeitsstörungen befindet sich noch in einem frühen Stadium. Während die Befunde für Carbamazepin eher widersprüchlich sind, finden sich eindeutigere Wirksamkeitshinweise für die Substanzen Valproinsäure, Topiramat und Lamotrigin, vor allem bei der Behandlung von impulsiv-aggressivem Verhalten. In der Studie von Loew et al. (2006) zur Wirkung von Topiramat bei Patientinnen mit Borderline-Persönlichkeitsstörungen und komorbiden affektiven Störungen fand sich darüber hinaus auch eine Verminderung von Ängstlichkeit, Feindseligkeit und Somatisierungen sowie eine Verbesserung des Funktionsniveaus.

Trotz der positiven ersten Ergebnisse kann bisher noch nicht von einer ausreichenden empirischen Evidenz für den Einsatz von Stimmungsstabilisatoren bei der Behandlung von Persönlichkeitsstörungen gesprochen werden wegen der eher kleinen Fallzahlen der Studien und bisher fehlenden Langzeituntersuchungen.

6.4.4 Nicht zu empfehlende Präparate

Für die Behandlung von Persönlichkeitsstörungen können trizyklische Antidepressiva und (irreversible) MAO-Hemmer nicht empfohlen werden. Zum einen ist die Wirksamkeit der trizyklischen Antidepressiva bei dieser Indikation als zweifelhaft einzuschätzen (bei Jugendlichen gilt dies für alle Indikationen, da es keine empirischen Belege dafür gibt, dass die Wirkung über diejenige von Placebos hinausgeht), zum anderen sind die potenziellen Nebenwirkungen dieser Substanzen als zu gravierend einzustufen, vor allem in Hinblick auf die Auswirkungen von Überdosierungen.

❗ Gerade bei der Behandlung von (Borderline-) Persönlichkeitsstörungen haben Sicherheit und therapeutische Breite der eingesetzten pharmakologischen Substanzen eine besonders hohe Bedeutung. Aus diesem Grund wird auch vom Einsatz von Lithium abgeraten.

Ebenfalls nicht empfohlen wird die Verordnung von Benzodiazepinen. Die Gefahr des Missbrauchs und der Entwicklung einer manifesten Abhängigkeit ist gerade bei der Gruppe der Patienten mit Persönlichkeitsstörungen als hoch einzuschätzen, da es ja nicht um die Behandlung von vorübergehenden Symptomen, sondern um eher chronisch verlaufende Zustände geht und damit auch um eine Langzeitbehandlung.

❗ Es wird darauf hingewiesen, dass die Durchführung einer Psychotherapie bei der gleichzeitigen Einnahme von Benzodiazepinen erheblich beeinträchtigt sein kann.

Zum gegenwärtigen Zeitpunkt gibt es keine empirischen Belege dafür, dass eine Polypharmakotherapie Vorteile gegenüber einer Behandlung mit nur einer Substanz bringen könnte.

6.5 Besonderheiten

6.5.1 Besonderheiten bei ambulanter Behandlung

Die ambulante Arbeit mit Jugendlichen mit einer Persönlichkeitsstörung beinhaltet besondere Probleme, da die Praxen meist nicht spezialisiert sind auf die Diagnostik oder spezifische Formen der Behandlung. Diese Jugendlichen müssen in der Routine des Praxisalltags erkannt und identifiziert werden. Da sie jedoch trotz häufiger Vorbehandler meist nicht mit der (Verdachts-) Diagnose einer Persönlichkeitsstörung vorgestellt werden, wird oft erst während der Behandlung die Schwere der Störung realisiert. Eine weitere Schwierigkeit ist, dass ein normaler Praxisablauf eine spezielle Behandlung für diese Patienten nur bedingt zulässt. Eine Spezialambulanz für Persönlichkeitsstörungen bei Jugendlichen ist nur in größeren Behandlungszentren umsetzbar.

Allgemein lässt sich sagen, dass es bestimmte Parameter gibt, die den ambulant tätigen Kinder- und Jugendpsychiater und Psychotherapeuten an eine Persönlichkeitsstörung denken lassen sollten:

- je dramatischer und drängender die Ankündigung durch Kollegen ist,
- je mehr Vorbehandler bereits involviert waren,
- je mehr Diagnosen ein Jugendlicher zugewiesen bekommen hat.

Durch die Schwierigkeiten im zwischenmenschlichen Bereich sind Jugendliche mit Persönlichkeitsstörungen – mehr noch, als das bei Adoleszenten ja sowieso der Fall ist – eher unzuverlässig, was das Einhalten ihrer Therapiestunden angeht. Da dies im ambulanten Setting sehr schnell zu einem finanziell kaum noch tragbaren Problem wird, ist dies ein wichtiger Punkt, der in einen Vertrag zu Beginn einer Behandlung aufgenommen werden sollte. Ferner muss sehr klar festgelegt werden, inwieweit bei Krisen der niedergelassene Therapeut in Anspruch genommen werden kann (durch Telefonate, spontanes Auftauchen, Wunsch nach Wundversorgung bei selbstverletzendem Verhalten, Suiziddrohungen etc.). Je nach therapeutischer Ausrichtung ist dies verschieden (DBT erlaubt dies eher, TFP lehnt dies entschieden ab). Dies muss sehr klar zu Beginn der Behandlung festgelegt werden, da sonst besonders Patienten mit Borderline-Persönlichkeitsstörungen einen Praxis- oder Ambulanzbetrieb zum Erliegen bringen können. Das massive Ausagieren ist z. T. auch den anderen Patienten der Praxis oder der Ambulanz nicht zuzumuten (dramatische Auftritte im Wartezimmer, blutende Wunden nach selbstverletzendem Verhalten etc.). Für Krisen sollte immer schon im Vorfeld die Nummer einer Klinik zur Krisenintervention mitgegeben werden. Im Idealfall sollte mit dieser Klinik aber eine enge Absprache stattfinden über das Vorgehen in Krisensituationen, z. B., dass nur eine kurze Wundversorgung und keine „Zuwendung" über stationäre Aufnahme erfolgen sollten, oder dass bei Wunsch nach stationärer Aufnahme nur eine Krisenintervention z. B. über Nacht erfolgen sollte, um einer positiven Verstärkung der Symptome durch „Versorgung = Belohnung" entgegenzuwirken. Diese Absprachen sind auch deshalb wichtig, da Patienten mit Borderline-Persönlichkeitsstörungen dazu neigen, verschiedene Behandler gegeneinander auszuspielen (Eltern und Behandler, Klinik und Ambulanzen, auch Mitarbeiter innerhalb eines Teams). Das müssen alle Beteiligten wissen, da sonst zusätzliche Arbeit und Energie verschwendet werden. Das bedeutet auch z. B., dass die Behandler im stationären Bereich (oft sind dies im Nachtdienst noch junge und eher unerfahrene Kollegen) die Diagnose des amulanten Behandlers nicht als Erstes in Frage stellen sollten (z. B. um den „armen" Jugendlichen vor dieser schwierigen Diagnose zu „retten"). Auch dies führt zu unnötigen Dramatisierungen und Ärgernissen und erschwert die sowieso schon schwierige Arbeit unnötig, da gerade bei der Behandlung von Jugendlichen mit schwerwiegenden Persönlichkeitsstörungen eine gut funktionierende Absprache zwischen den Behandlern in den unterschiedlichen Settings unabdingbar ist. Dies gilt in ganz besonderer Weise

auch für eine ambulante Behandlung, wenn die Jugendlichen in einer Jugendhilfeeinrichtung untergebracht sind (Schmid 2008). Ohne einen ausreichenden Austausch zwischen den pädagogischen Mitarbeitern der Einrichtung und dem behandelnden Therapeuten besteht die Gefahr, dass die Behandlung scheitert oder die Therapiefortschritte nicht in ausreichendem Maß Einzug in die alltägliche Lebensumwelt der Jugendlichen finden. Ein Austausch kann z. B. dadurch gestaltet werden, dass immer der gleiche Wohngruppenmitarbeiter die Jugendlichen begleitet und den Psychotherapeuten über das Geschehen in der Wohngruppe informiert. Das Problemverhalten in der Wohngruppe sollte damit auch zum Gegenstand der Psychotherapie werden (Schmid 2008).

Die dringend erforderliche Supervision oder Intervision für alle, die mit persönlichkeitsgestörten Patienten arbeiten, ist aufgrund des Praxisablaufs und der oft eingeschränkten finanziellen Möglichkeiten im ambulanten Bereich manchmal nicht in dem Masse zu gewährleisten, wie es sinnvoll und wichtig wäre. Diese Schwierigkeit ist nicht zu unterschätzen, da ein isoliertes Arbeiten mit schwer gestörten Jugendlichen ein enormes Maß an zerstörerischer Kraft für den Behandler in sich tragen kann.

6.5.2 Besonderheiten bei teilstationärer Behandlung

In teilstationären – meist tagesklinischen – Angeboten erfolgt die Betreuung der Jugendlichen meist in einem Bezugspersonensystem, d. h., ein Betreuer ist feste Bezugsperson für den Jugendlichen und kümmert sich in ganz besonderem Maße um ihn. Durch dieses erhöhte Engagement und das damit verbundene Beziehungsangebot gelangen die Jugendlichen schnell in intensive Beziehungen mit ihren jeweiligen Bezugspersonen, was gerade bei Jugendlichen mit Persönlichkeitsstörungen schnell das zugrundeliegende Problem in der Beziehungsgestaltung, der Nähe-Distanz-Regulierung und Störung der Interaktion mit anderen erkennen lässt. Dies wiederum macht einen besonders engmaschigen Austausch der Bezugsperson mit dem zuständigen Therapeuten unerlässlich, da Patienten mit Persönlichkeitsstörungen in der Gegenübertragung außerordentlich starke Gefühle in den Betreuern auslösen können. Diese Unterstützung in Verbindung mit dem theoretischen Wissen über die Störung lässt bei den Betreuern immer wieder ein Verständnis für die pathologischen Verhaltensweisen der Jugendlichen entstehen.

Durch die für alle Mitarbeiter gleichen Arbeitszeiten ist ein kontinuierlicher und gemeinsamer Überblick über den stationären Alltag möglich. Regeln können auf diese Weise unkompliziert aufgestellt und eingehalten werden, und es ist leichter, Spaltungen vonseiten der Jugendlichen frühzeitig zu erkennen. Für die Durchführung bestimmter Konsequenzen tragen alle die Verantwortung, da jeder von besonderen Vereinbarungen Kenntnis hat. Der klar strukturierte und in seiner wiederkehrenden Gleichheit Orientierung bietende Ablauf des Tages bietet den Jugendlichen eine schutzgebende, haltende und verlässliche Umgebung. Der Schwerpunkt der Arbeit der Betreuer im Stationsalltag liegt in der intensiven Beziehungsarbeit mit den Jugendlichen.

Schwierigkeiten bei der Behandlung von persönlichkeitsgestörten Jugendlichen in einem tagesklinischen Setting treten auf, wenn die Jugendlichen in einer psychosozial sehr belasteten Situation leben und sie durch den ständigen Wechsel zwischen therapeutischer und belastender Umgebung überfordert sind.

❗ Bei ausreichender Stabilität/Sicherheit der Umgebung sind Konflikte mit den Mitgliedern des Ursprungssystems (Familie, Jugendhilfeeinrichtung) in einem teilstationären Setting besser zu bearbeiten und die Regressionsgefahr ist geringer.

6.5.3 Besonderheiten bei stationärer Behandlung

Bei der Behandlung von Patienten mit Persönlichkeitsstörungen gilt in allen Altersbereichen der Grundsatz, dass eine ambulante Behandlungsmaßnahme einer stationären vorzuziehen ist. Persönlichkeitsstörungen sind chronisch verlaufende Störungsbilder, bei denen eine grundlegende, also nicht nur auf die Veränderung einzelner Symptome abzielende Veränderung nicht in einem Zeitraum von Wochen oder Monaten zu erreichen ist, der üblicherweise für eine stationäre Behandlung zur Verfügung steht. Außerdem gibt es bisher keinen empirischen Nachweis dafür, dass die stationäre Behandlung eines Patienten mit einer Persönlichkeitsstörung einer spezifischen ambulanten Psychotherapie überlegen wäre.

Indikationen für eine stationäre jugendpsychiatrische Behandlungsmaßnahme

— **Krisenintervention:** bei akuten Krisen wie Suizidalität oder gefährlicher Selbstverletzung, Fremdgefährdung, Intoxikationen bei drohender oder bereits bestehender Drogenabhängigkeit, dissoziativen Symptomen oder psychotischen Episoden
— **Schwerwiegende Komorbidität:** in häufigen Fällen Kombination von Persönlichkeitsstörungen mit einer Vielzahl weiterer schwerwiegender psychiatrischer Störungen wie ausgeprägten Angststörungen, depressiven Störungen, Suchtmittelabhängigkeit, Essstörungen oder ausgeprägten Somatisierungsstörungen, die eine stationäre Aufnahme zur Behandlung dieser Störungen notwendig machen

▼

> - **Akute psychosoziale Gefährdung:** akute Missbrauchs- oder Misshandlungserlebnisse oder mit Gewalt verbundene familiäre Konflikte, bei denen ohne den Schutz einer jugendpsychiatrischen Station eine Behandlung nicht möglich ist
> - **Gezielte Traumatherapie:** wenn schwerwiegende Traumatisierungen in der Vorgeschichte bekannt sind und eine spezifische Traumatherapie für den langfristigen Therapieerfolg sinnvoll erscheint, es aber die begründete Sorge gibt, dass eine Traumakonfrontation den Patienten zu stark labilisieren könnte und es zu einer Exazerbation der Symptomatik kommen könnte

Häufig liegt bei Jugendlichen mit Persönlichkeitsstörungen eine chronische psychosoziale Gefährdung vor. Diese kann sich z. B. in ausgeprägtem Risikoverhalten äußern (wahlloses Ausprobieren von verschiedenen Suchtmitteln, promiskuitive und unzureichend geschützte Sexualkontakte, Glücksspiel, riskantes Verhalten im Straßenverkehr), aber auch in starker sozialer Isolierung oder durch chronische und eskalierende Familienkonflikte. Solche chronischen Risikokonstellationen sollten eher zu einer Platzierung in einer geeigneten Jugendhilfeeinrichtung führen (mit der Möglichkeit von kurzen stationären Kriseninterventionen) statt zu einer stationären Aufnahme, um den Jugendlichen zu viele Bezugspersonenwechsel zu ersparen.

❗ Nur sehr restriktiv sollten stationäre Aufnahmen bei Jugendlichen mit delinquentem Verhalten und der Entwicklung einer dissozialen Persönlichkeitsstörung gehandhabt werden. Grundsätzlich ist eine jugendpsychiatrische Station nicht der geeignete Ort, um bei solchen Jugendlichen grundlegende Veränderungen herbeizuführen.

Daneben besteht die große Gefahr, dass solche Jugendliche während eines stationären Aufenthalts Mitpatienten durch ihr Verhalten schädigen oder zumindest in ihrer eigenen Weiterentwicklung behindern. Eine Aufnahmeindikation besteht von daher nur dann, wenn eine akute Suizidalität zu erkennen ist, die im Übrigen aber deutlich von der bei dissozialen Jugendlichen häufiger zu beobachtenden chronischen Suizidalität abgegrenzt werden muss, die durch kurze stationäre Aufenthalte nicht veränderbar ist. Wenn eine stationäre Aufnahme unumgänglich ist, sollte diese explizit als Krisenintervention von kurzer Dauer deklariert werden.

Therapiestudien mit Borderline-Patienten zeigen, dass langfristige stationäre Behandlungen eher für die weniger gestörten Patienten hilfreich zu sein scheinen, während bei den schwerer gestörten Patienten ein kürzeres stationäres Vorgehen sinnvoller ist, da ansonsten maligne Regressionen zu befürchten sind, bei deren Auftreten die Patienten unter der Behandlung mehr Symptome zeigen, statt gesünder zu werden. Sachsse et al. (2006) schlagen deshalb statt eines langfristigen stationären Aufenthalts eine Kette von geplanten Aufnahmen vor, um den Patienten Halt zu geben und das Risiko von Notaufnahmen zu reduzieren, aber gleichzeitig der Gefahr einer malignen Regression entgegenzuwirken.

Im Kontrast dazu wurden in den letzten Jahren in psychiatrischen und psychosomatischen Kliniken für Erwachsene spezialisierte Behandlungssettings für Borderline-Patienten entwickelt (Dulz et al. 2000), deren Ziel aber auch darin besteht, eine ambulante Therapiefähigkeit (wieder) herzustellen. Eine solche Spezialisierung ist vor allem in den kleineren kinder- und jugendpsychiatrischen Kliniken (und dazu zählen auch die meisten Einrichtungen an Universitätskliniken) kaum möglich, da verschiedenste Störungsbilder auf einer Station behandelt werden müssen und z. T. eine räumliche Trennung zwischen Kriseninterventionen und längerer stationärer Behandlung kaum umgesetzt werden kann. Dies wäre aber gerade bei der Behandlung von Jugendlichen mit Borderline-Persönlichkeitsstörungen wünschenswert, damit unter eindeutig geregelten Therapievoraussetzungen ein klarer Fokus für die Behandlung für einen zu Behandlungsbeginn spezifizierten Zeitraum vereinbart werden kann. Idealerweise sollte dann schon während des stationären Aufenthalts die ambulante Weiterbehandlung eingeleitet werden.

Dulz et al. (2000) haben in ihrer Arbeit mit erwachsenen Borderline-Patienten ein stationäres Behandlungskonzept entwickelt, das auf einer Abfolge verschiedener Stufen basiert:

- **Phase der haltenden Funktion:** Zunächst wird der Schwerpunkt auf den Aufbau von vertrauensvollen und tragfähigen Beziehungen zu den Mitgliedern des therapeutischen Teams gelegt.
- **Phase der äußeren Strukturierung:** Dem Patienten werden vom Behandlungsteam zunehmend Grenzen und (zunächst von außen kommende) Strukturen gesetzt.
- **Phase der inneren Strukturierung:** Wenn diese äußeren Strukturen mit fortschreitender Behandlungsdauer vom Patienten zunehmend internalisiert werden, können sie gelockert und durch wachsende Anforderungen an die innere Struktur des Patienten ersetzt werden.

Schmid (2007) beschreibt die Vorteile eines spezialisierten therapeutisch-pädagogischen Settings bei der Behandlung von Jugendlichen mit Borderline-Persönlichkeitsstörung:

- standardisierte, symptomspezifische psychotherapeutische Gruppenintervention und Psychoedukation kann einfacher implementiert werden;
- Setting und Stationsregeln können variabler gestaltet werden, sodass die Psychodynamik des einzelnen Patienten im Umgang mit Grenzen eher reflektiert werden kann und Reinszenierungen oder Retraumatisierungen besser verhindert werden können;

- durch Zusammenstellung von Patienten mit vergleichbarem Funktionsniveau kann die Alltagsstruktur für alle Patienten ähnlicher gestaltet werden;
- für den Umgang mit Fremdaggressivität, Suizidalität, die Kommunikation von Selbstverletzung, Parasuizidalität und Suizidgedanken sowie den Umgang mit psychotropen Substanzen werden klare Regeln gesetzt;
- wenn sich eine Teamstruktur von Pflegern, Betreuern und Therapeuten entwickelt, die gerne mit Patienten mit Borderline-Persönlichkeitsstörungen arbeiten, kann dies zu einer höheren personellen Kontinuität und einem höheren Ausbildungsstand des Teams führen;
- durch den besseren Ausbildungsstand des Teams ist es leichter möglich, alltägliches „Agieren" zu begrenzen und zu verbalisieren;
- durch tägliche Teambesprechungen kann die Teamspaltung reduziert und alle Teammitglieder in der Wahrnehmung solcher Tendenzen sensibilisiert werden;
- durch spezifische Supervision und Intervision kann die Psychohygiene des Teams eher gewährleistet werden;
- Patienten können sich in ihren Therapien eher gegenseitig unterstützen und fühlen sich weniger von Patienten mit anderen Störungsbildern bedroht.

6.6 Jugendhilfe

Zwischen 20 und 35% aller Kinder und Jugendlichen, die stationär in der Kinder- und Jugendpsychiatrie behandelt werden, wechseln nach der stationären Behandlung direkt in eine Fremdunterbringung (Martin 2002). Aufgrund der extremen psychosozialen Belastung vieler Familien mit Jugendlichen, die unter Persönlichkeitsstörungen leiden und des weitreichenden Unterstützungsbedarfs in vielen Lebensbereichen (Schule, Berufsfindung), ist für viele Jugendliche mit Persönlichkeitsstörungen in besonderem Maß eine stationäre Jugendhilfemaßnahme indiziert.

Heimerziehung stößt bei den am stärksten psychopathologisch belasteten Kindern und Jugendlichen an ihre Grenzen und kann langfristig kaum Erfolge erzielen, wie die Ergebnisse der Jugendhilfeeffekte-Studie (Schmidt et al. 2002) und der JULE-Studie (Baur et al. 1998) aufzeigen. Studien zur Prävalenz von psychiatrischen Störungen bei Kindern und Jugendlichen in Heimeinrichtungen verweisen auf eine hohe Prävalenz dieser Störungen in Verbindung mit vielfältiger Komorbidität (Schmid 2007). Von daher kann davon ausgegangen werden, dass Persönlichkeitsstörungen in Einrichtungen der Jugendhilfe weit verbreitet sind. So berichten z. B. Adam u. Peters (2003) aus ihrer Jugendhilfeeinrichtung, dass von 37 untersuchten Jugendlichen 29 (78,4%) die allgemeinen Kriterien einer Persönlichkeitsstörung nach DSM-IV aufwiesen (bei 48,7% fanden sich deutliche Hinweise für das Vorliegen einer Borderline-Persönlichkeitsstörung).

Gerade bei Jugendlichen mit Persönlichkeitsstörungen kommt es besonders oft zu einem häufigen Wechsel zwischen verschiedenen Settings, weil sie mit ihrer Symptomatik und der spezifischen Psychodynamik eine besondere Herausforderung (und in nicht seltenen Fällen auch eine Überforderung) für die mit ihnen beschäftigten Erwachsenen darstellen (Schmid 2008; Adam u. Peters 2003). Tragischerweise verstärken die mit solchen Wechseln verbundenen Beziehungsabbrüche die Symptomatik der Kinder und Jugendlichen noch weiter. Von daher ist zu fordern, dass Konzepte und Unterstützungsmöglichkeiten entwickelt werden, die es sowohl den Jugendlichen als auch den Mitarbeitern der Einrichtungen ermöglichen, dass die Jugendlichen möglichst ohne Unterbrechungen (durch stationäre Aufnahmen in eine kinder- und jugendpsychiatrische Klinik) oder Wechsel (in eine andere Jugendhilfeein-

richtung) auf ihrem Weg zu einem eigenständigen Leben als Erwachsene und zu ausreichender Teilhabe am gesellschaftlichen Leben unterstützt werden. Um dieses Ziel erreichen zu können, sind verschiedene Ansätze notwendig.

Entwicklung eines Konzepts für den Umgang mit akuten Krisen. Es ist eher die Regel als die Ausnahme, dass bei Jugendlichen mit Persönlichkeitsstörungen immer wiederkehrend Krisen auftauchen, die sich in akuter oder chronischer Suizidalität, in Selbstverletzungen, aber auch in fremdaggressiven Verhaltensweisen äußern können. Da dies häufig schon bei der Aufnahme eines Jugendlichen in die Einrichtung bekannt ist (vor allem, wenn schon eine ambulante oder stationäre Vorbehandlung stattgefunden hat), ist es nicht angemessen, den Jugendlichen für seine Symptomatik mit Entlassung aus der Einrichtung zu „bestrafen". Jugendhilfeeinrichtungen sind zur Bewältigung solcher Krisen (vor allem, wenn es um akute Suizidalität geht) allerdings auf eine kinder- und jugendpsychiatrische Unterstützung angewiesen (Colla et al. 1999). Von daher sollten konsiliar- oder liaisonpsychiatrische Ansätze (Nützel et al. 2005) weiter ausgebaut werden.

Entwicklung von traumapädagogischen Konzepten. Wenn man in einer Einrichtung mit persönlichkeitsgestörten Jugendlichen arbeiten will, die in der Regel stark belastet sind durch frühzeitige oder chronische Traumatisierungen, ist die Implementierung von traumapädagogischen Konzepten in den Alltag dieser Einrichtung von besonderer Bedeutung (Schmid et al. 2007). Solche Konzepte bieten die Möglichkeit, die Erkenntnisse der psychotraumatologischen Forschung im pädagogischen Alltag umzusetzen, und sie helfen dabei, emotionale und soziale Fertigkeiten zu vermitteln und ein besseres Körpergefühl aufzubauen, um dadurch die Jugendlichen dauerhaft zu stabilisieren und in der Einrichtung halten zu können.

Einbeziehung geeigneter schulischer und beruflicher Angebote. Schulische und berufliche Qualifikationsmaßnahmen sind für die zukünftigen Teilhabemöglichkeiten der Jugendlichen von entscheidender Bedeutung und können zu einer Stabilisierung im weiteren Lebensweg führen. Durch ihre massiven Beziehungsstörungen geraten Jugendliche mit Persönlichkeitsstörungen gehäuft in schwerwiegende Konflikte mit Mitschülern, Lehrern oder Ausbildern, sodass sie auch in diesem Bereich häufige Wechsel oder ein Scheitern erleben und damit ihr Leistungspotenzial nicht ausreichend ausschöpfen können. Der Integration von geeigneten und tragenden schulischen und beruflichen Angeboten in ein multimodales Behandlungs- und Betreuungskonzept, wie es von Adam u. Peters (2003) vorgeschlagen wird, kommt daher eine erhebliche Bedeutung zu.

Supervision der Mitarbeiter. Für Mitarbeiter in ambulanten, teilstationären oder stationären kinder- und jugendpsychiatrischen Institutionen ist die Notwendigkeit einer regelmäßigen Supervision inzwischen allgemein anerkannt, da sie die Arbeit mit schwerstgestörten Kindern und Jugendlichen ohne eine solche Unterstützung nicht über einen längeren Zeitraum leisten können. Dies gilt in vergleichbarer Weise auch für die Mitarbeiter von Jugendhilfeeinrichtungen, und zwar besonders dann, wenn sich in ihren Gruppen ein oder mehrere Jugendliche mit einer Persönlichkeitsstörung befinden.

❶ Eine für die Arbeit mit persönlichkeitsgestörten Jugendlichen spezifische Supervision ist dringend erforderlich, damit es weder zu einer Ausstoßung des Jugendlichen bei Aufflackern seiner Symptomatik noch zu großen personellen Fluktuationen im Betreuerteam kommt.

Einige Jugendhilfeeinrichtungen implementieren inzwischen Methoden der dialektisch-behavioralen Therapie für Jugendliche (Fleischhaker et al. 2006) in ihre pädagogischen Konzepte und bauen Kooperationen mit spezialisierten Kliniken und niedergelassenen Kinder- und Jugendpsychiatern und Psychotherapeuten auf.

Das DBT-A-Fertigkeitentraining, das auch von den Sozialpädagogen der Teams durchgeführt werden kann, lässt sich gut in den Alltag der Einrichtung integrieren und kann im pädagogischen Alltag gut aufgegriffen werden. Für eine adäquate Durchführung dieses Behandlungsprogramms sind allerdings alle Bausteine wichtig, sodass man ohne die spezifische Einzelpsychotherapie nicht von einer dialektisch-behavioralen Therapie sprechen sollte. Der große Wunsch nach einer Einführung des Fertigkeitentrainings in die Jugendhilfeeinrichtungen zeigt jedoch, dass auch dieses Modul alleine sinnvoll in ein multimodales Konzept integriert werden kann.

6.7 Forensische Bedeutung von Persönlichkeitsstörungen

Während die Prävalenz von Persönlichkeitsstörungen in psychiatrischen Populationen zwischen 40 und 60% liegt, finden sich in forensisch-psychiatrischen Population Prävalenzen von bis zu 80% (Tress et al. 2002; Herpertz u. Saß 2002; Pfäfflin 2004). Auch in Justizvollzugsanstalten mit offenem Vollzug fanden Frädrich u. Pfäfflin (2000) bei 50% der Gefangenen mindestens eine Persönlichkeitsstörung und bei jedem zweiten dieser Gruppe sogar zwei oder mehr Persönlichkeitsstörungen nach DSM-IV (überwiegend aus dem Cluster B). In einer anderen Untersuchung im Regelvollzug fand sich bei strafgefangenen Migranten aus der ehemaligen Sowjetunion mit 61,7% sogar ein noch höherer Anteil von Persönlichkeitsstörungen (Ross et al. 2004).

Neben Psychosen und Suchtstörungen kommt den Persönlichkeitsstörungen (die zu den sog. „schweren anderen seelischen Abartigkeiten" gezählt werden) eine besondere Bedeutung bei forensischen Fragestellungen zu. Vor allem bei der Beurteilung der Schuldfähigkeit eines Angeklagten kann diese Diagnose den Gutachter vor erhebliche Probleme stellen. Wenn zum Tatzeitpunkt eine Psychose oder eine Intoxikation von erheblichem Ausmass vorliegen oder der Proband eine geistige Behinderung aufweist, ist eine bedeutsame Minderung oder sogar eine Aufhebung der Schuldfähigkeit nicht schwer zu belegen. Sehr viel schwerer ist jedoch die Frage zu beantworten, ob eine Persönlichkeitsstörung einen ausreichenden Schweregrad besitzt, um eine Minderung der Schuldfähigkeit benennen zu können. Dazu ist es nach einem Urteil des Bundesgerichtshofs erforderlich, dass eine durch die Persönlichkeitsstörung hervorgerufene Beeinträchtigung sowohl im täglichen Leben als auch zum Zeitpunkt der Tat nachgewiesen werden kann. Unfähigkeit zur Einsicht in das Unrecht der Tat kommt bei Persönlichkeitsstörungen eher selten vor und auch eine weitgehende Aufhebung der Steuerungsfähigkeit ist eher die Ausnahme als die Regel (Nedopil 2007).

Von Saß (1987) stammt der Vorschlag, durch einen Vergleich mit den Symptomen einer Psychose, einer hirnorganischen Beeinträchtigung oder einer Suchtmittelabhängigkeit ein „psychopathologisches Referenzsystem" anzuwenden, um entscheiden zu können, ob der Schweregrad der mit der diagnostizierten Persönlichkeitsstörung verbundenen psychopathologischen Auffälligkeit ausreicht, um von einer „schweren anderen seelischen Abartigkeit" sprechen zu können. In einem weiteren Schritt ist es dann notwendig, eine durch eine solche Störung möglicherweise hervorgerufene Einschränkung der Steuerungsfähigkeit zu beurteilen. Eine hochrangige Arbeitsgruppe von Richtern am Bundesgerichtshof, forensischen Psychiatern und Rechtspsychologen hat Empfehlungen für die forensische Schuldfähigkeitsbeurteilung nach §§ 20 und 21 StGB erarbeitet (Boetticher et al.

2005), in denen der Problematik der Bewertung von Persönlichkeitsstörungen besondere Bedeutung geschenkt wird.

Folgende Faktoren sollen beim Vorliegen einer Persönlichkeitsstörung für eine Verminderung der Steuerungsfähigkeit sprechen (Boetticher et al. 2005):

- konflikthafte Zuspitzung und emotionale Labilisierung in der Zeit vor der Tat,
- abrupter impulshafter Tatverlauf,
- bedeutsame konstellative Faktoren wie z. B. eine Alkoholintoxikation,
- enger Zusammenhang zwischen Persönlichkeitsproblemen und Tat.

Gegen eine Herabsetzung der Steuerungsfähigkeit sprechen demgegenüber:
- planmäßiges Vorgehen,
- Vorbereitung der Tat,
- Fähigkeit abzuwarten und lang hingezogenes Tatgeschehen,
- Entstehung der Tat aus einer dissozialen Verhaltensbereitschaft,
- Vorsorgemaßnahmen, um nicht entdeckt zu werden,
- komplexe Handlungsabläufe,
- Möglichkeit anderen Verhaltens unter vergleichbaren Umständen.

Die Diagnose einer Persönlichkeitsstörung kann erst dann als Beleg für eine verminderte Schuldfähigkeit (§ 21 StGB) herangezogen werden, wenn der Schweregrad der psychopathologischen Auffälligkeit im Vergleich zu anderen schweren psychiatrischen Störungen ausreichend hoch ist und gleichzeitig deutliche Hinweise für eine erhebliche Einschränkung der Steuerungsfähigkeit vorliegen. Eine vollständige Aufhebung der Schuldfähigkeit (§ 20 StGB) mit einer schweren anderen seelischen Abartigkeit zu begründen, ist in der Regel nicht möglich (Boetticher et al. 2005).

Ein Fallbeispiel soll verdeutlichen, welchen Einfluss die Diagnose einer Persönlichkeitsstörung auf die Begutachtung eines jugendlichen Täters im Hinblick auf die Frage einer verminderten Schuldfähigkeit haben kann.

Beispiel

Der 16-jährige Gymnasiast A. geriet nach dem Besuch eines Fußballspiels in einen Streit mit seinem 19-jährigen Bruder, der ihn vor seinen Freunden mit sehr abwertenden Äußerungen lächerlich zu machen versuchte. Tief gekränkt verließ A. die Kneipe und ging nach Hause, wo er sich in sein Zimmer zurückzog und außer sich vor Zorn im Zimmer auf und ab lief. Nach seinen späteren Angaben habe er sich dabei ausgemalt, was er alles mit seinem Bruder machen könne, um sich zu rächen. Sein Bruder kehrte wenig später mit den Freunden ebenfalls nach Hause zurück und setzte sich mit den anderen in sein Zimmer, um ein Videospiel zu spielen. Kurz darauf ging A. ins Zimmer seines Bruders und stach vor den Augen seiner Freunde mit einem Taschenmesser auf ihn ein, wobei er ihn in den Nacken und den Rücken traf. Der Bruder wehrte sich mit einem Schlag ins Gesicht von A., der diesem die Nase brach, und rannte dann gemeinsam mit den Freunden entsetzt aus dem Zimmer. A. verständigte danach selbst einen Notarzt, jedoch nur in der Absicht, seine eigene Wundversorgung zu gewährleisten, während sein stark blutender Bruder sich von einem Freund in die nächste Klinik fahren ließ und die anderen Jungen die Polizei riefen. Den am Tatort eintreffenden Polizeibeamten erklärte A., sein Bruder habe ihm die Nase eingeschlagen und er hoffe, „dass der bald verreckt".

Bei der anschließenden Vernehmung habe A. während der gesamten Vernehmung und Durchführung der erforderlichen Maßnahmen keinerlei Gefühlsregung oder Zeichen von Reue gezeigt. Seine Ausführungen seien regungslos erfolgt. Während der Durchführung der Ermittlungsmaßnahmen bis zur Einlieferung in die Jugendarrestanstalt sei es für A. auch völlig unbedeutend gewesen, wie es seinem schwer verletzten Bruder ging. A. wurde wegen versuchten Mordes in Tateinheit mit gefährlicher Körperverletzung angeklagt und ein Gutachten sollte Stellung nehmen zur Frage der Schuldfähigkeit des Beschuldigten sowie zur Frage, ob die Voraussetzungen für eine Unterbringung in einer Einrichtung des Maßregelvollzugs vorliegen würden.

Bei der Begutachtung fand sich ein schmächtiger Jugendlicher, der mit leiser Stimme sprach und eher ängstlich und schüchtern wirkte. Seine Stimmung war deutlich herabgemindert, was allerdings nach seinen Angaben und den Angaben seiner Mutter schon seit einigen Jahren der Fall war. Von seinen Leistungen her war A. trotz seiner überdurchschnittlichen Intelligenz nur ein durchschnittlicher Schüler, der in seiner Klasse weitgehend isoliert war und auch außerhalb der Schule keine engeren Freundschaften zu anderen Jugendlichen hatte. In seiner Freizeit spielte er vorwiegend gewalthaltige Videospiele oder las Fantasyromane. Seit 2 Jahren hatte er zunehmend begonnen Bier zu trinken, was er im Gespräch mit dem Gutachter folgendermaßen kommentierte: „Alkohol wirkt enthemmend, d. h., wenn man durch irgendetwas einen Zwang verspürt, so verschwindet der durch den Alkohol. In meinem Fall überträgt sich mein Frust auf die umliegenden Personen, ich bin dann sehr gereizt, aber irgendwie macht mir das auch Spaß. Ich denke mir manchmal Möglichkeiten aus, mit denen ich diverse Leute töten oder zu Tode quälen kann und ich habe dabei immer die nötige Motivation und Spaß dabei. Mir sind alle Leute egal, die ich kenne und die ich nicht kenne, solange ich den Spaß haben kann, sie sterben zu sehen. Ich trinke dann immer mehr, bis ich vollkommen abdrehe und im Zimmer herumhüpfe. Dann fange ich an zu masturbieren und dann habe ich mich wieder beruhigt."

Mithilfe des SKID-II-Interviews wurden mögliche Symptome einer Persönlichkeitsstörung systematisch erfasst. Diese Ergebnisse stimmten mit anamnestischen Angaben von A.s Vaters sowie der klinischen Beobachtung dahin gehend überein, dass bei A. eine kombinierte Persönlichkeitsstörung (ICD-10: F61.0) mit deutlicher Ausprägung von paranoiden Persönlichkeitszügen in Kombination mit narzisstischen und ängstlich-vermeidenden Zügen vorlag. Zusätzlich wurden die Diagnosen einer Dysthymie (ICD-10: F34.1) und eines schädlichen Gebrauchs von Alkohol (ICD-10: F10.1) gestellt. Die Frage der möglichen Entwicklung einer sexuellen Perversion konnte nicht eindeutig geklärt werden. Entwicklungsverzögerungen oder bedeutsame somatische Erkrankungen waren nicht zu erkennen, die Intelligenz lag im leicht überdurchschnittlichen Bereich. A. lebte mit seinem Bruder bei seinem Vater, dem nach der Scheidung das Sorgerecht zugesprochen worden war, da A.s Mutter aufgrund einer Borderline-Persönlichkeitsstörung mit häufigen stationären Kriseninterventionen nicht ausreichend für ihre Kinder sorgen konnte. A.s Vater hatte nach der 2 Jahre vor der Tat erfolgten Scheidung eine länger anhaltende depressive Phase, in der er sehr viel mit sich selbst beschäftigt war und seine Söhne weitgehend sich selbst überlassen waren.

Nach Meinung des Gutachters gab es keinen begründeten Zweifel daran, dass A. zum Tatzeitpunkt in der Lage war, das Unrecht der von ihm begangenen Tat einzusehen. Bei der Frage, ob zu diesem Zeitpunkt seine Fähigkeit eingeschränkt war, gemäß dieser Einsicht zu handeln, müssen die Auswirkungen des Alkoholkonsums vor der Tat sowie die Bedeutung der psychischen Störungen des Jugendlichen diskutiert werden. Der Blutalkoholspiegel von A. lag zum Zeitpunkt der Tat bei ca. 1,1‰. Bis zu einer Blutalkoholkonzentration von 1,5‰ spricht man von einem leichten Rausch, der üblicherweise mit Enthemmung, Antriebsteigerung und Verminderung von Kritikfähigkeit und Selbstkontrolle einhergeht, aber ohne das Hinzutreten weiterer bedeutsamer Faktoren nicht als ausreichend angesehen wird für eine erhebliche Einschränkung der Steuerungsfähigkeit. Im vorliegenden Fall kann am ehesten von einer sog. „akzentuierend katalysierenden Reaktion" ausgegangen werden, bei der eine vor dem Rausch entstandene Stimmungslage aggressiv ausgelebt wird. Bei dieser Art von leichtem Rauschzustand wird üblicherweise nicht von einer schweren Beeinträchtigung des Bewusstseins ausgegangen.

Von daher stellte sich im vorliegenden Fall als zentrale Frage bei der Beurteilung der Steuerungsfähigkeit, welcher Stellenwert der Diagnose einer kombinierten Persönlichkeitsstörung beizumessen war.

A. war ein sehr misstrauischer Jugendlicher, der sich heftig über immer wiederkehrendes Mobbing durch Personen in seiner Umgebung beklagte. Durch solche Kränkungen wie z. B. der Titulierung als „Psycho" durch seine Klassenkameraden habe er sich immer mehr von diesen zurückgezogen und Rachepläne geschmiedet, aber sich nie wirklich gewehrt. Sein Bruder hätte bis zum Tag der Tat nicht zu den Personen gehört, die ihn gehänselt hätten. Umso mehr hätten ihn deshalb die verletzenden Äußerungen („du Spast", „Missgeburt") getroffen. Das sei viel schlimmer als das, was er anschließend seinem Bruder angetan habe. Auch bei der Begutachtung war A. immer noch davon überzeugt, im Recht zu sein. Er habe sich schon häufiger überlegt, wie sich der Moment wohl anfühlen würde, wenn man einen Menschen tötet (als seinen Lieblingsfilm bezeichnete er Das Schweigen der Lämmer). In der Zeit vor der Tat, während der er in seinem Zimmer auf und ab gelaufen sei, wäre ihm alles „wie in einem Film" vorgekommen und „alles schien verschoben". Über die Tatsache, dass andere noch mit im Zimmer seines Bruders waren, die ihn bei seiner Tat beobachten konnten, habe er überhaupt nicht nachgedacht, das sei ihm in diesem Moment vollkommen egal gewesen. Sein Denken war weitgehend auf die Tat eingeengt.

Keiner der Faktoren, die gegen eine Herabsetzung der Steuerungsfähigkeit als Folge einer Persönlichkeitsstörung sprechen, war bei A. zu finden. Es lagen weder ein planmäßiges Vorgehen noch eine Vorbereitung der Tat vor und A. ergriff auch keinerlei Vorsorgemaßnahmen, um nicht entdeckt zu werden. Der konkrete Handlungsablauf war wenig komplex, das eigentliche Tatgeschehen spielte sich in wenigen Sekunden ab und eine dissoziale Verhaltensbereitschaft war aus der Vorgeschichte ebenfalls nicht zu erkennen. Da Beleidigungen dieser Art durch seinen Bruder noch nicht vorgekommen waren, konnte nicht geprüft werden, ob sich A. unter vergleichbaren Umständen schon einmal anders hatte verhalten können.

Diejenigen Faktoren, die nach Boetticher et al. (2005) beim Vorliegen einer Persönlichkeitsstörung für eine Verminderung der Steuerungsfähigkeit sprechen sollen, waren demgegenüber bei A. zu finden. Der Tat war eine emotionale Labilisierung vorausgegangen und es kam zu einer konflikthaften Zuspitzung. Trotz der ca. 30-minütigen Zeitspanne, die seit der Kränkung vergangen war, wurde die Tat dann letztendlich sehr abrupt und impulshaft begangen, und weitere konstellative Faktoren (Alkoholintoxikation im Ausmaß eines leichten Rauschs) waren ebenfalls vorhanden. Ausserdem war ein enger Zusammenhang zwischen Persönlichkeitsstörung und Tat zu erkennen, da für einen Menschen mit stark paranoiden und narzisstischen Persönlichkeitsmerkmalen schwerwiegende Kränkungen häufig mit erheblichen Rachegefühlen und aggressiven Durchbrüchen verbunden sein können. Bei A. lag eine sehr problematische Mischung vor, da seine leichte narzisstische Kränkbarkeit mit mangelnder Empathie und sadistischen Fantasien verbunden war.

Aufgrund der oben ausgeführten Abwägungen wurde vom Gericht eine erhebliche Einschränkung der Steuerungsfähigkeit zum Tatzeitpunkt angenommen und eine verminderte Schuldfähigkeit nach § 21 StGB festgestellt. Da eine Wiederholungsgefahr nicht ausgeschlossen werden konnte, wurde A. in den Maßregelvollzug überstellt.

6.8   Ethische Fragen

Die Auseinandersetzung mit dem Thema Persönlichkeitsstörungen im Jugendalter wirft vielfältige Fragen auf, die zum einen mit unserer deutschen Geschichte und zum anderen mit der Tatsache zu tun haben, dass von Fachleuten, die sich mit Kindern und Jugendlichen beschäftigen, zu Recht kritisiert wird, wenn Konzepte, die an Erwachsenen entwickelt wurden, unkritisch auf Kinder und Jugendliche übertragen werden.

Die nationalsozialistische Herrschaft in Deutschland im vergangenen Jahrhundert hatte auch auf den wissenschaftlichen Diskurs dieser Zeit eine verheerende Wirkung, die in ihren Auswirkungen bis heute zu spüren ist. Von dem amerikanischen Entwicklungspsychologen Kagan (1995) stammt z. B. die Einschätzung, dass

der Widerstand gegen die Ergebnisse der Temperamentsforschung in Deutschland stärker ausgeprägt ist als in vergleichbaren Industrienationen, was vor dem spezifischen Hintergrund der deutschen Geschichte während der Zeit des Dritten Reichs unschwer nachzuvollziehen ist. Die Nationalsozialisten missbrauchten das Temperamentskonzepts zur Rechtfertigung rassistischer Ideologien (Meyer 1989). Ein Beispiel dafür, wie in dieser Zeit wissenschaftliche Arbeit durch die vorherrschende Ideologie beeinflusst wurde, gibt Zentner (1993) in seiner Darstellung der Persönlichkeitstypologie des deutschen Psychologen Jaensch (zum damaligen Zeitpunkt immerhin Vorsitzender der Deutschen Gesellschaft für Psychologie), der aufgrund von Wahrnehmungsuntersuchungen zwei Persönlichkeitstypen, den integrierten J-Typ und den nicht integrierten S-Typ, unterschied. Vor der Machtergreifung der Nationalsozialisten schrieb er jedem dieser Typen einen ihm eigenen besonderen Wert zu. Dies veränderte er nach 1933 radikal, in dem er 1938 das „Judentum" als Hauptvertreter des labil-desintegrierten S-Typs bezeichnete und Auslesemethoden zur Typ-Bestimmung entwickelte. Historische Quellen lassen zwar vermuten,

> daß Jaenschs Beitrag zur konkreten Durchsetzung diskriminierender Maßnahmen durch die Nationalsozialisten als gering eingestuft werden kann (Zentner 1993, S. 62).

Dennoch zeigt dieses Beispiel überdeutlich, dass ein Anknüpfen an solche Forschungstraditionen nach dem Krieg in Deutschland für lange Zeit undenkbar war und dass es auch heute noch in einem Land mit dieser Geschichte dringend notwendig ist, sich von der Vorstellung zu distanzieren, mit der Beschreibung der Unterschiedlichkeit von Menschen seien gleichzeitig Feststellungen über einen ungleichen persönlichen Wert der Menschen verbunden.

❗ Auch der Begriff „Psychopathie" sollte in Deutschland aufgrund unserer Vorgeschichte mit sehr viel größerer Vorsicht verwendet werden, da er ebenfalls sehr missbräuchlich eingesetzt wurde (Kölch 2002). Es empfiehlt sich, stattdessen auch im deutschen Sprachraum den englischen Begriff „Psychopathy" zu verwenden, um den unterschiedlichen theoretischen Hintergrund hervorzuheben und sich von dem mit einer starken Abwertung verbundenen Begriff der „Psychopathie" abzugrenzen.

Wenn man sich mit der Frage auseinandersetzt, ob die Diagnose einer Persönlichkeitsstörung auch schon im Jugendalter (und eventuell sogar schon im Kindesalter) gestellt werden sollte, kommt man nicht umhin, die Frage zu diskutieren, welche Auswirkungen eine frühzeitige Diagnosestellung auf die weitere Entwicklung der Kinder und Jugendlichen haben kann, aber ebenfalls ist es von Bedeutung, sich damit auseinanderzusetzen, welche Auswirkungen es haben kann, wenn eine zutreffende Diagnose nicht rechtzeitig gestellt wird.

Befürchtet wird von den Gegnern der Diagnosestellung vor allem, dass durch die Stellung der Diagnose einer Persönlichkeitsstörung im Kindes- und Jugendalter ein Label vergeben wird, das im Sinne einer sich selbst erfüllenden Prophezeiung die weitere Entwicklung beeinträchtigen könnte. Schon Jaspers schrieb 1913 in seiner Allgemeinen Psychopathologie:

> Menschlich aber bedeutet die klassifikatorische Feststellung des Wesens eines Menschen eine Erledigung, die bei näherer Besinnung beleidigend ist und die Kommunikation abbricht (zit. nach Fiedler 2007, S. 2).

Im Gegensatz zu anderen Diagnosen werden nicht einzelne Verhaltens- oder Erlebensweisen als „gestört" bezeichnet, sondern der Störungsbegriff bezieht sich auf die Person als Ganzes.

Anders ausgedrückt: Dem Menschen wird nicht gesagt: „Du hast ein Problem", sondern „Du bist ein Problem". Auf dem Hintergrund früherer Störungskonzepte kommt noch erschwerend dazu, dass gerade die Diagnose einer Persönlichkeitsstörung sowohl bei Klinikern als auch in der Bevölkerung als stabil und wenig veränderbar angesehen wird. Aktuelle Forschungsergebnisse, die zeigen, dass diese Unveränderbarkeit nicht der Realität entspricht, werden kaum zur Kenntnis genommen. Vor einem solchen Hintergrund wäre dann die Zuschreibung einer Persönlichkeitsstörung schon im Kindes- oder Jugendalter eine endgültige „Erledigung" der betroffenen Person. Fiedler (2007) spricht von der „Personperspektivierung eines interaktionellen Problems". Mit der Diagnosestellung komme es zu einer Fokussierung auf die Person, wobei die interpersonelle Natur des Problems außer Acht gerate. So könne sich der Interaktionspartner aus der Mitverantwortung für die Interaktionsstörung herausziehen und als Ursache des Problems eine Störung der Persönlichkeit des anderen annehmen. In einem solchen Sinn kann eine Diagnose auch als „Waffe" verwendet werden. (Die Gefahr, eine Diagnose in diesem Sinne zu benutzen, ist gerade bei Menschen mit Persönlichkeitsstörungen besonders groß, da sie häufig heftige Gefühle in ihren Gegenübern auslösen. Gleichzeitig kann die Diagnose Psychotherapeuten oder Psychiatern als Entschuldigung für das Versagen ihrer Therapie dienen: Wenn die Therapie nicht anschlägt, liegt es nicht daran, dass der Therapeut einen Fehler gemacht hat, sondern dass die Persönlichkeit gestört ist und sich somit Veränderungen nicht einstellen können.)

Es stellt sich allerdings die Frage, ob dieses Problem der Stigmatisierung von den Betroffenen in gleicher Weise gesehen wird. Fiedler (2000) beschreibt die Reaktionen von Lesern auf sein Lehrbuch *Persönlichkeitsstörungen*: Weit über 100 Personen hatten ihm z. T. viele Seiten lange Briefe geschrieben mit ihrer Lebensgeschichte und der Bitte, Stellung dazu zu nehmen, ob sie möglicherweise unter einer Persönlichkeitsstörung leiden würden. Die Antworten auf seine Stellungnahmen verblüfften den Autor:

> Fast ausnahmslos schrieben die Betroffenen nämlich zurück, dass sie jetzt, nachdem sie wüssten, was für Personen sie seien, plötzlich erneut viel besser in ihren zwischenmenschlichen Bezügen zu Recht kämen. Einige bedankten sich überschwänglich, denn es ginge ihnen persönlich erheblich besser als noch Wochen zuvor. Überraschend ist vor allem der einheitliche Grundton in den Antworten. Dieser lautet zusammengefasst: „herzlichen Dank für ihre Antwort. Jetzt weiß ich endlich wieder, wer ich bin!" (Fiedler 2000, S. 17).

Um den beiden Gefahren einer möglichen Stigmatisierung oder einer „self-fulfilling prophecy" zu entgehen, werden stattdessen andere ICD-10-Diagnosen verwandt (in solchen Fällen häufig mehrere gleichzeitig, um die vielfältige Symptomatik erfassen zu können). Ein rationaler Behandlungsplan würde dann eine Hierarchisierung der Diagnosen nach Schweregrad erfordern, um entscheiden zu können, wo der Fokus der Behandlung zunächst gesetzt werden soll. Übersehen wird dabei jedoch, dass Standardbehandlungsprogramme (z. B. zur Behandlung von Essstörungen, Angststörungen u. a.) weniger wirksam sind, wenn interpersonelle Probleme das Arbeitsbündnis immer wieder gefährden. Wie die umfangreichen Erfahrungen im Erwachsenenbereich deutlich zeigen, ist „treatment as usual" bei Patienten mit Persönlichkeitsstörungen wenig erfolgreich (Linehan 2006). Die Verwendung der Ausweichdiagnose „Adoleszentenkrise" anstelle der korrekten Diagnose führt in noch stärkerem Maße dazu, dass den Jugendlichen keine adäquate Behandlung zukommt. Bei nicht adäquater Behandlung ist wiederum davon auszugehen, dass die multiplen

Auffälligkeiten, die bei Jugendlichen mit Persönlichkeitsstörungen zu beobachten sind, sich im weiteren Verlauf ins Erwachsenenalter hinein weiter verstärken und somit auch schwieriger veränderbar sein werden.

Bemerkenswert ist die Parallele, die sich bei der über viele Jahre hinweg sehr zurückhaltenden Einstellung gegenüber der Diagnosestellung einer schizophrenen Psychose im Jugendalter zeigt (Schmeck 2008). Auch bei dieser Diagnose war lange Zeit sehr umstritten, ob sie im Jugendalter bereits gestellt werden sollte, oder ob man nicht lieber von einer „Adoleszentenkrise" sprechen sollte, um einen Jugendlichen mit der Diagnose einer Schizophrenie nicht zu stigmatisieren. In den letzten Jahren hat sich diese Einstellung (zumindest in denjenigen Kreisen, die eine Evidenzbasierung des therapeutischen Handelns befürworten) erheblich verändert. Dies hat entscheidend mit der zunehmenden Bedeutung der Konzepte von Früherkennung und Frühintervention zu tun. Bei schizophrenen Psychosen im Jugendalter zeigte sich (McGorry u. Killackey 2002), dass die Dauer des unbehandelten Intervalls von Krankheitsbeginn bis zum Behandlungsbeginn (mit-) bestimmend für die Prognose dieser schwerwiegenden Erkrankung ist. Wenn die Diagnosekriterien sorgfältig angewendet wurden und andere Differenzialdiagnosen ausgeschlossen sind, ist es somit kein Vorteil für einen Jugendlichen, wenn die aus der Diagnose einer schizophrenen Psychose folgenden Behandlungsschritte nicht ausreichend früh eingeleitet werden, sondern im Gegenteil ein erheblicher Nachteil. Es stellt sich die Frage, warum diese Argumentation nicht in gleicher Weise für Persönlichkeitsstörungen im Jugendalter gelten sollte.

Die Diagnose einer Persönlichkeitsstörung im Kindes- und Jugendalter wird zwar nur selten gestellt, aber dennoch kann es aus unterschiedlichen Gründen dazu kommen, dass die Diagnose missbräuchlich oder unsachgemäß verwandt wird. Was soll man z. B. von der Aussage eines niedergelassenen Kinder- und Jugendpsychiaters halten, der sich dazu bekannte, seit vielen Jahren kaum Patienten mit hyperkinetischen Störungen gesehen und behandelt zu haben, aber stattdessen sehr viele Kinder und Jugendliche mit Persönlichkeitsstörungen? Da die Prävalenz von hyperkinetischen Störungen im Kindes- und Jugendalter mit 3–5% in der Gesamtbevölkerung sehr hoch ist und diese Störung zu den häufigsten Vorstellungsgründen bei einem Kinder- und Jugendpsychiater zählt (als alleinige Diagnose oder in Kombination mit oppositionellen Störungen oder Störungen des Sozialverhaltens stellen sie bis zu 50% der vorgestellten Patienten), ist davon auszugehen, dass die Diagnosekriterien nicht korrekt angewandt wurden. Da sich das Behandlungskonzept bei hyperkinetischen Störungen grundlegend von demjenigen bei einer Persönlichkeitsstörung unterscheidet, ist davon auszugehen, dass die Patienten dieses Kollegen zu einem hohen Prozentsatz keine dem Störungsbild angemessene Behandlung bekommen haben.

Bei der Diagnose Borderline-Persönlichkeitsstörung ist teilweise zu beobachten, dass Kliniker diese Diagnose reflexartig vergeben, wenn sie bei ihren Patienten selbstverletzendes Verhalten beobachten. Zwar ist dieses Symptom gehäuft bei Borderline-Persönlichkeitsstörungen zu finden, aber es ist nicht pathognomonisch für dieses Störungsbild, sondern kommt auch bei anderen Diagnosen vor. Sehr bedenklich sind auch Diagnosezuschreibungen, die bei schwierigen Patienten aus unkontrollierten Gegenübertragungsgefühlen heraus wie eine Waffe verwendet werden. Ebenso wenig darf die Diagnose einer Persönlichkeitsstörung als Entschuldigung für einen therapeutischen Misserfolg dienen (frei nach dem Motto: „Jetzt habe ich den Patienten schon 2 Jahre behandelt, ohne dass sich etwas geändert hat, dann muss es sich wohl um eine Persönlichkeitsstörung handeln …").

❗ Es kann nicht oft genug darauf hingewiesen werden, dass die Diagnosekriterien beachtet werden müssen, um zu helfen, solche Fehldiagnosen zu vermeiden.

Bei Berücksichtigung des oben Gesagten lässt sich festhalten, dass eine Verantwortung in zwei Richtungen besteht:

Wir haben eine Verantwortung für die Auswirkungen, die mit dem Stellen der Diagnose einer Persönlichkeitsstörung im Kindes- und Jugendalter verbunden sein können, aber ebenso auch Verantwortung für die Folgen für den Patienten, wenn die (zutreffende) Diagnose nicht gestellt wird. Gerade die sich zurzeit entwickelnden Konzepte der Früherkennung und Frühintervention von psychischen Störungen sollten auch den Bereich von Störungen der Persönlichkeitsentwicklung nicht ausklammern.

Der Blick voraus: Verlauf und Prognose

Der Blick voraus: Verlauf und Prognose

Persönlichkeitsstörungen wurden lange mit einem stabilen Verlauf, schlechter Prognose und als nahezu nicht therapierbar assoziiert. Aus der klinischen Erfahrung abgeleitet – weniger aus empirischer Evidenz – schienen einmal diagnostizierte Persönlichkeitsstörungen als kaum veränderbar. Tatsächlich weisen die Ergebnisse empirischer Studien eher in die entgegengesetzte Richtung. Nahezu alle diese Untersuchungen zeigen, dass Persönlichkeitsstörungsdiagnosen nicht so stabil sind, wie immer erwartet. Zum gegenwärtigen Zeitpunkt ist jedoch nicht klar, wie diese Ergebnisse eingeordnet werden können:

- Sind die beobachteten Veränderungen tatsächlich real oder handelt es sich eher um ein methodisches Artefakt?
- Wenn diese Veränderungen, die sich vor allem auf beobachtbares Verhalten beziehen, real sind, beschreiben sie dann tatsächlich strukturelle Persönlichkeitsveränderungen oder nur vorübergehende, durch die Situation bestimmte Fluktuationen auf einer manifesten Ebene bei Konstanz der latenten Strukturen?
- Welche Faktoren bewirken tatsächlich diese strukturellen Veränderungen (also z. B. Lernprozesse, Therapie, Reifungsvorgänge) und wie läuft dieser Veränderungsprozess ab?

Wird die Veränderung von Persönlichkeitsstörungen überprüft, sollte zunächst eine mögliche Modifizierung von Persönlichkeitsstrukturen im Erwachsenalter untersucht werden. In einer Studie von McCrae u. Costa (1990) wurden erwachsene Probanden gefragt, ob sie sich in ihrer Persönlichkeit in den letzten 10 Jahren verändert hätten. 51% antworteten, sie hätten sich nicht verändert, 35% sahen geringfügige Veränderungen und nur 14% gaben an, sich verändert zu haben.

Auf der Ebene der dispositionellen „Traits" scheint eine deutliche Kontinuität der Persönlichkeitsmerkmale zu bestehen, während Veränderungen der Persönlichkeit sich eher auf die „adaptive capacity" beziehen (die im biopsychologischen Persönlichkeitsmodell von Cloninger als Charakterdimensionen beschrieben werden). In einer Untersuchung von Cloninger et al. (1993) waren Veränderungen im Charakterbereich bis zum 35. Lebensjahr zu erkennen. Jones et al. (2003) beschrieben in einer Längsschnittstudie an Erwachsenen vom 33. bis zum 75. Lebensjahr als bedeutsamste Persönlichkeitsveränderung eine Zunahme von Selbstkontrolle mit zunehmendem Alter.

Bezüglich des natürlichen Verlaufs von Persönlichkeitsstörungen konnte Perry (1993) in einer Studie zeigen, dass es zu einer durchschnittlichen Remission von 3,7% der Störungen pro Jahr kam. Daraus lässt sich ableiten:

❗ Persönlichkeitsstörungen haben eine hohe kurzzeitige Stabilität, aber über einen längeren Zeitraum (10 Jahre) kann es zu bedeutsamen Veränderungen kommen.

Zur Stabilität von Persönlichkeitsstörungen im Entwicklungsverlauf

In der „Collaborative Longitudinal Personality"-Studie (CLPS) wurde der natürliche Verlauf von 4 Persönlichkeitsstörungsdiagnosen über einen Zeitraum von 5 Jahren hinweg untersucht, wobei im jährlichen Abstand Follow-up-Untersuchungen gemacht wurden. Erfasst wurden Borderline-Persönlichkeitsstörungen, schizotype, ängstlich-vermeidende und zwanghafte Persönlichkeitsstörungen. Nach einem Jahr zeigte sich bereits eine Remissionsrate von 50%, die nach 4 Jahren auf 62% weiter angestiegen war. Diese Remissionszahlen beziehen sich jedoch nur auf den Verlauf der einzelnen Störungsdiagnosen. Gehäuft traten jedoch im Verlauf andere Diagnosen zutage. So fanden sich von allen Patienten mit Borderline-Persönlichkeitsstörung, die sich nach 4 Jahren in Remission befanden, 62%, die nun eine schizotype Persönlichkeitsstörung aufwiesen, 52% mit einer ängstlich-vermeidenden und 50% mit einer zwanghaften Persönlichkeitsstörungsdiagnose. D. h., es waren noch deutliche Zeichen für eine Persönlichkeitsstörung vorhanden, aber die Diagnosekriterien blieben nicht gleichermaßen stabil. Die Beeinträchtigungen auf der „Global Assessment of Functioning"-Skala waren stabiler als die Symptome, die in den Diagnosekriterien abgefragt werden. Innerhalb der Symptome zeigte sich eine geringere Stabilität bei den Kriterien „selbstverletzendes Verhalten" oder „verzweifeltes Bemühen Alleinsein zu verhindern", während generelle „Traits" wie affektive Labilität, Impulsivität oder intensive Ärgergefühle weniger stark schwankten.

❗ Die Ergebnisse dieser Studie zeigen überdeutlich, dass es von hoher Bedeutung ist, welche Art von Stabilität bei einem natürlichen Verlauf von Persönlichkeitsstörungsdiagnosen untersucht wird.

Bezieht man sich auf grundlegende „Traits", also allgemeine Merkmale von Persönlichkeitsstörungen oder auch die Persönlichkeitsorganisation, zeigen sich deutlich weniger Veränderungen und es findet sich eine relativ ausgeprägte Stabilität. Untersucht man jedoch den Verlauf der Symptome, nach denen die Diagnosen in strukturierten klinischen Interviews wie IPDE oder SKID gestellt werden, findet man eine deutlich höhere Fluktuation der Diagnose. Dies zeigt gleichzeitig die deutlichen Begrenzungen auf, die mit einem Diagnoseansatz verbunden sind, der auf die Auszählung von Diagnose relevanten Symptomen ausgerichtet ist. Wenn bei einer Borderline-Persönlichkeitsstörung 5 von 9 Kriterien erfüllt sein müssen, um die Diagnose zu stellen, wird bei einer Nachuntersuchung, wenn nur noch 4 von 9 Kriterien erfüllt sind, keine Diagnose mehr gestellt werden, obwohl sich die eigentliche Psychopathologie nur geringfügig

verändert hat. Dies zeigt ebenfalls die deutlichen Schwächen eines kategorialen diagnostischen Ansatzes bei einem wohl eher dimensional angelegten Problem.

Bezogen auf die Frage einer möglichen Modifizierung von Persönlichkeitsstörungen muss deshalb unterschieden werden zwischen strukturellen Veränderungen und Veränderungen auf der Verhaltensebene. Während Veränderungen auf der Verhaltensebene eher fluktuierend verlaufen (Wechsel von Remission und Wiederverschlechterung), ist das darunter liegende strukturelle Niveau eher konstant. So fand sich z. B. in einer Untersuchung von Harpur u. Hare (1994) bei Erwachsenen mit antisozialen Persönlichkeitsstörungen, dass das antisoziale Verhalten über einen längeren Zeitraum hinweg kontinuierlich abnahm, während die psychopathischen Wesensmerkmale stabil über den gesamten Zeitraum blieben.

❗ Es ist zu beachten, dass zur Diagnose einer Persönlichkeitsstörung dringend auch zusätzliche Informationen über die Lebensumstände des Patienten herangezogen werden müssen. Basiert die Diagnose nur auf einem strukturierten klinischen Interview mit den Betroffenen, muss demgegenüber mit einem abweichenden Befund durch einen erfahrenen Kliniker – gestützt durch zusätzliche Informationen aus dem Umfeld des Patienten – gerechnet werden.

Eine weitere Schwierigkeit, den Verlauf von Persönlichkeitsstörungen über den Entwicklungsverlauf hinweg zu beschreiben, liegt in den Auffälligkeiten selbst, mit denen eine solche Störung einhergeht, sowie an den instabilen Lebensverhältnissen, in denen Jugendliche mit einer solchen Diagnose in einer Vielzahl von Fällen aufwachsen. In einer Untersuchung von Damm (2004) wurde der Verlauf von Persönlichkeitsstörungen von der Adoleszenz bis ins junge Erwachsenenalter hinein verfolgt. Bei der Ausgangsstichprobe handelte es sich um eine klinische Population von 58 Jugendlichen im Altersbereich von 12–19 Jahren (mittleres Alter 15,6 Jahre, 42 Mädchen, 16 Jungen) bei denen in 26 Fällen die Diagnose einer Cluster-B-Persönlichkeitsstörung gestellt worden war. Bei den Restlichen 32 wiesen die Ergebnisse der Persönlichkeitsdiagnostik mit dem „Junior Temperament und Charakter Inventar" (JTCI), darauf hin, dass sie ein Risiko aufwiesen, eine Persönlichkeitsstörung im weiteren Verlauf zu entwickeln. Die Nachuntersuchung fand nach 3–4 Jahren statt (mittlere Follow-up-Dauer 3,7 Jahre). Zu diesem Zeitpunkt konnten von den ursprünglich 58 Jugendlichen 20 nicht mehr aufgefunden werden, da sie und ihre Familien unbekannt verzogen waren oder ihre Eltern angaben, nicht zu wissen, wo sich ihre Kinder gegenwärtig aufhielten. Weitere 14 weigerten sich, an der Nachuntersuchung teilzunehmen. Dabei erfolgte diese Verweigerung nur teilweise als klare Absage. In mehreren Fällen bekundeten die jungen Erwachsenen zwar ihre Absicht, an der Nachuntersuchung teilzunehmen, diese Untersuchung kam dann jedoch trotz vielfältiger Versuche (bis zu 4 oder 5 Versuche der Untersucherin) nicht zustande, da Termine „verwechselt" wurden, „vergessen" wurden oder auf andere Art und Weise Chaos entstand. Es zeigten sich somit deutliche Hinweise für interpersonell problematische Verhaltensweisen, wie sie mit Cluster-B-Persönlichkeitsstörungen assoziiert sind, ohne dass eine formelle Diagnosestellung möglich war.

Tatsächlich nachuntersucht werden konnten somit nur 24 Probanden, von denen eine Probandin von der weiteren Analyse ausgeschlossen werden musste, da ihre Angaben im Interview im Vergleich zu überprüfbaren Fakten dermaßen weit von der Wahrheit abwichen, dass die Ergebnisse des Interviews nicht verwertbar waren. Bei den 23 nachuntersuchten Probanden handelte es sich um 18 junge Frauen und 5 junge Männer im Altersbereich von 16–23 Jahren (mittleres Alter 19,7 Jahre).

Als Ergebnis des strukturierten Interviews zur Erfassung von Persönlichkeitsstörungen IPDE fanden sich bei 6 (26%) eindeutige Hinweise für die Diagnose einer Persönlichkeitsstörung. In 3 Fällen handelt es sich dabei um die Bestätigung einer schon beim ersten Zeitpunkt diagnostizierten emotional instabilen Persönlichkeitsstörung von Borderline-Typ. Bei weiteren 3 Probandinnen fand sich in der Nachuntersuchung eine Cluster-C-Persönlichkeitsstörung (2 selbstunsichere, 1 dependente Persönlichkeitsstörung). Diese 3 jungen Frauen waren stationär behandelt worden wegen einer Anorexie (ICD-10: F50.0) bzw. einer emotionalen Störung des Kindesalters (ICD-10: F93) und hatten bei der Erstdiagnostik zwanghafte Persönlichkeitszüge aufgewiesen. Während die Probanden, die bei der Nachuntersuchung keine Persönlichkeitsstörungsdiagnose aufwiesen, in ihrer allgemeinen Psychopathologie (gemessen mit dem „Young-Adult-Self-Report", YASR) am Rande des Normbereichs lagen (Mittelwert T = 59,9), lag bei den persönlichkeitsgestörten jungen Erwachsenen die Belastung mit psychopathologischen Symptomen mit einem T-Wert von 64,5 weit (eineinhalb Standardabweichungen) über dem Durchschnitt und im klinisch auffälligen Bereich.

Drei große internationale Studien sind ebenfalls der Frage nachgegangen, in wieweit Persönlichkeitsstörungen in der Adoleszenz stabil bis ins Erwachsenenalter hinein verlaufen. Von der Columbia University New York wurde die grösste Längsschnittstudie dieser Art, die „Children in the Community-Study" durchgeführt. Zu Studienbeginn im Jahr 1975 wurde eine Zahl von knapp 800 Kindern im Alter von 1–10 Jahren in 2 Bezirken im Staat New York untersucht. Bei der ersten Follow-up-Untersuchung im Jahr 1983 wurden mithilfe des strukturierten Interviews DISC ausführlich psychiatrische Störungen auf der ersten Achse des DSM-III untersucht. Zusätzlich wurden Items des „Personality Disorder Questionnaires" PDQ (in altersadaptierter Revision) sowie zusätzliche Items eingesetzt, die als Indikatoren für eine Persönlichkeitsstörung im Jugendalter gesehen wurden. (Exkurs: Man sieht an diesem Vorgehen deutlich, dass es damals wie auch heute keine psychometrisch überprüften Instrumente zur Erfassung von Persönlichkeitsstörungen im Jugendalter gibt, sodass die in dieser Längsschnittstudie beschriebenen Ergebnisse zwar ausserordentlich spannend sind, aber trotzdem mit Vorbehalt interpretiert werden müssen.) Zu diesem Zeitpunkt waren die in der Untersuchung verbliebenen 733 Kinder und Jugendlichen im Durchschnitt 14 Jahre alt (Range 9–19 Jahre). Eine weitere Follow-up-Untersuchung wurde 2 Jahre später durchgeführt (Bernstein et al. 1993). Dabei wurde ein verbessertes Instrument zur Erfassung von Persönlichkeitsstörungen im Jugendalter eingesetzt, in das Items des „Structured Clinical Interview for DSM-III-R Personality Disorders" von Spitzer u. Williams (1986) eingefügt wurden.

Weitere Follow-up-Studien wurden dann bei einem durchschnittlichen Alter von 22 Jahren sowie bei einem Alter von 33 Jahren durchgeführt, wobei Standardinstrumente für die Erfassung von Persönlichkeitsstörungen im Erwachsenenalter wie das SCID-II zum Einsatz kamen. Die Korrelation zwischen den Instrumenten, die zu verschiedenen Untersuchungszeitpunkten angewendet wurden, wird als vergleichsweise hoch (r=0,63) beschrieben (Cohen et al. 2005). Als bemerkenswertestes Ergebnis stellte sich heraus, dass über den Entwicklungsverlauf hinweg die Stabilitätskoeffizienten für Persönlichkeitsstörungssymptome weitgehend vergleichbar waren. Sowohl vom 13.-16. Lebensjahr als auch vom 16.-22. Lebensjahr lagen die Stabilitätskoeffizienten für alle 3 Persönlichkeitsstörungscluster zwischen 0,42 und 0,65, die Stabilitäten vom 13.-22. Lebensjahr waren nur unerheblich niedriger (Johnson et al. 2000), und im Zeitraum vom 22.-33. Lebensjahr lagen sie mit einer Stabilität von durchschnittlich 0,55 ebenfalls auf

einem vergleichbaren Niveau. Somit ist festzuhalten, dass in dieser grössten Studie dieser Art die Stabilitäten von Persönlichkeitsstörungen im Jugendalter vergleichbar zu derjenigen von Erwachsenen liegen (Cohen et al. 2005).

In der „Yale-Psychiatric-Institut-Adolescent-Follow-Up"-Studie (Grilo et al. 2001) wurde eine stationäre Klinikstichprobe von 60 Jugendlichen (mittleres Alter 15,6 Jahre) mit einer Persönlichkeitsstörungsdiagnose 2 Jahre später nachuntersucht. Zum Zeitpunkt der Follow-up-Studie (gemessen mit dem strukturierten Interview IPDE) hatten 50% weiterhin eine Persönlichkeitsstörungsdiagnose, wobei es sich nicht immer um die gleiche Diagnose wie zum ersten Messzeitpunkt handelte. Die kategoriale Stabilität der verschiedenen Cluster war dabei sehr unterschiedlich. Während sich im Cluster B eine hohe Stabilität von 85% fand, lag die Stabilität für das Cluster C nur bei 29% und für das Cluster A nur bei 11%. Einschränkend muss bei diesen Prozentangaben bedacht werden, dass es sich hierbei nur um eine vergleichsweise kleine Stichprobe von 60 Jugendlichen handelte mit niedrigen Fallzahlen in den Clustern A und C.

21 Jugendliche aus der „Yale"-Stichprobe, bei denen eine Borderline-Persönlichkeitsstörung diagnostiziert worden war (Alter bei Erstdiagnose 15–19 Jahre), wurden 2 Jahre nach Entlassung aus stationärer Behandlung nachuntersucht (Garnet et al. 1994). Zum Follow-up-Zeitpunkt erfüllten noch 7 der 21 Patienten die Kriterien für eine Borderline-Persönlichkeitsstörung. Für die einzelnen Diagnosekriterien fand sich eine hohe Sensitivität, aber eine niedrige Spezifität. Für die Gruppe der 7 Patienten mit stabiler Diagnose betrug die Übereinstimmung zu beiden Messzeitpunkten für das Symptom „Leeregefühle/Langeweile" 100% und für „intensiven, unangemessenen Ärger" 86%. Für andere Symptome lag die Übereinstimmung niedriger („affektive Instabilität" 71%, „Identitätsstörung" 71%, „suizidales Verhalten" 67%, „Impulsivität" 57%

und „instabile, aber intensive Beziehungen" nur 50%). Diese Zahlen müssen wegen der geringen Stichprobe mit Vorsicht betrachtet werden. Eine weitere Überprüfung ist dringend erforderlich.

Eine australische Arbeitsgruppe (Chanen et al. 2004) untersuchte die dimensionale und kategoriale 2-Jahres-Stabilität von Persönlichkeitsstörungen bei 101 ambulant vorgestellten Jugendlichen (64 Mädchen, 37 Jungen), die zum ersten Untersuchungszeitpunkt 15–18 Jahre alt waren. Bei der Follow-up-Untersuchung konnten noch 97 (96%) dieser Jugendlichen nachuntersucht werden. Persönlichkeitsstörungsdiagnosen wurden auf der Grundlage des SCID-II gestellt, die Diagnose einer nicht anderweitig spezifizierbaren Persönlichkeitsstörung (PDNOS) wurde vergeben, wenn mindestens 5 Merkmale von Persönlichkeitsstörungen angegeben wurden (auch wenn diese aus unterschiedlichen Diagnosen stammten) oder wenn die Schwelle zur Diagnose einer Persönlichkeitsstörung um ein Symptom verfehlt wurde. Bei 55% der Fälle fand sich eine Persönlichkeitsstörungsdiagnose zu beiden Untersuchungszeitpunkten (auch wenn es sich nicht in allen Fällen um die gleiche Diagnose handelte); bei 14,6% lag eine Persönlichkeitsstörungsdiagnose nur zum ersten Messzeitpunkt, bei 19,8% nur zum zweiten Messzeitpunkt vor. Die dimensionale Stabilität (definiert über den SCID-II-Symptom-Summenscore) lag hoch im antisozialen und schizoiden Bereich, in einem mittleren Bereich bei Symptomen von Borderline, histrionischen und schizotypen Störungen, jedoch niedrig bei den restlichen Persönlichkeitsstörungssymptombereichen (paranoid, vermeidend, zwanghaft, passiv-aggressiv, abhängig, narzisstisch oder depressiv). Während also die Stabilität einzelner Persönlichkeitsstörungsdiagnosen nicht sehr hoch lag, fand sich eine 74%ige Stabilität hinsichtlich der Frage, ob überhaupt eine Persönlichkeitsstörungsdiagnose zu beiden Messzeitpunkten vorlag. Diese Ergebnisse ähneln somit den Untersuchungsergebnissen der Erwachsenenstudien.

Was wir nicht wissen: Offene Fragen

Bei der Behandlung von Kindern und Jugendlichen mit psychischen Störungen können wir einen faszinierenden Einblick in die Entwicklung von Persönlichkeitsstrukturen und ihren Störungsmöglichkeiten gewinnen. Von daher ist es verwunderlich, wie wenig Aufmerksamkeit bisher im Bereich der Kinder- und Jugendpsychiatrie der Entwicklung einer Persönlichkeitsstörung im Kindes- und Jugendalter geschenkt wurde.

❗ Die grundlegende Forschungsfrage besteht nach wie vor darin, ob die Diagnose einer Persönlichkeitsstörung im Kindes- und Jugendalter überhaupt existiert.

Da eine Diagnose, die nicht existiert, auch nicht Gegenstand wissenschaftlicher Forschung sein kann, stehen bisher kaum wissenschaftliche Daten zu Persönlichkeitsstörungen im Kindes- und Jugendalter zur Verfügung. Dieser bedauerliche Mangel an empirischen Studien kann nur dadurch behoben werden, dass das Konzept einer Persönlichkeitsstörung im Kindes- und Jugendalter zumindest als Arbeitsdiagnose verwendet wird.

Bisher gibt es nur Diagnosekriterien für das Erwachsenenalter, die jedoch für Jugendliche nicht ausreichend und für Kinder nur in sehr geringem Umfang zutreffen. Es muss von daher der Frage nachgegangen werden, wie sich die Symptomatik im Vergleich zu derjenigen von Erwachsenen unterscheidet, um daraus entwicklungsgerechte Diagnosekriterien abzuleiten. Ein erster Ansatz dazu wurde mit der Achse „Struktur" der operationalisierten psychodynamischen Diagnostik im kindes- und Jugendalter OPD-KJ entwickelt, mit deren Hilfe Veränderungen der Persönlichkeitsstruktur unter Bezug auf das jeweilige Entwicklungsniveau der Kinder oder Jugendlichen erfasst werden kann.

Ohne Diagnosekriterien können keine strukturierten Untersuchungsinstrumente entwickelt werden. Es sind zwar einige Fragebogenverfahren zur Erfassung von Persönlichkeitsmerkmalen bei Kindern und Jugendlichen im Einsatz und mit dem „Junior Temperament und Charakter Inventar für Jugendliche, Grundschul- und Vorschulkinder" (Goth u. Schmeck 2008) können neben grundlegenden Temperamentskonstellationen auch Störungen der Charakterentwicklung erfasst werden. Eine Diagnose kann jedoch nicht anhand von fragebogengestützten Selbstauskünften gestellt werden. Dazu ist die Entwicklung eines strukturierten Interviews für Kinder, Jugendliche und ihre Eltern notwendig.

Erst wenn die Symptomatik reliabel und valide erfasst werden kann, ist es auch möglich, Langzeituntersuchungen über die Stabilität bzw. mögliche Veränderung von gestörten Persönlichkeitsstrukturen im Kindes- und Jugendalter durchzuführen. Dabei muss beachtet werden, dass eine Stabilität auch dann bestehen kann, wenn sich das offen sichtbare Verhalten verändert (heterotype Kontinuität).

Auch die Behandlungsmöglichkeiten von Störungen der Persönlichkeitsentwicklung im Kindes- und Jugendalter müssen vorangetrieben werden. Für die Behandlung von Erwachsenen entwickelte Therapiekonzepte können nicht einfach übernommen werden, sondern müssen adaptiert werden an die Bedürfnisse und die andersartige soziale Situation von Kindern und Jugendlichen, wie es inzwischen für DBT und TFP erreicht wurde. Im Erwachsenenalter hat sich gezeigt, dass die therapeutischen Möglichkeiten bei der Behandlung von Persönlichkeitsstörungen besser sind, als lange Zeit angenommen.

❗ Wegen der größeren Veränderbarkeit kindlicher Persönlichkeitsstrukturen ist davon auszugehen, dass bei einem therapeutischen Eingreifen zu einem frühen Zeitpunkt der Entwicklung die Ausbildung einer manifesten Persönlichkeitsstörung im Erwachsenenalter (zumindest in einem Teil der Fälle) verhindert werden kann.

Diese therapeutischen Präventivmaßnahmen können jedoch nur dann zum Einsatz kommen, wenn wir auch schon im Kindes- und Jugendalter bereit sind, schwerwiegende und komplexe psychische Störungen entsprechend zu konzeptualisieren und zu diagnostizieren, um so auch adäquate Behandlungsmaßnahmen einleiten zu können.

Anhang

A1 Leitlinien

- Deutsche Gesellschaft für Kinder- und Jugendpsychiatrie und Psychotherapie (2007). Leitlinien zur Diagnostik und Therapie von psychischen Störungen im Säuglings-, Kindes- und Jugendalter (3. Aufl.). Deutscher Ärzte-Verlag
- Die Leitlinien zu Persönlichkeitsstörungen im Jugendalter sind im Internet zu finden unter der Adresse http://www.uni-duesseldorf.de/AWMF/ll/028-033.htm
- Tress W, Wöller W, Hartkamp N et al. (2002) Persönlichkeitsstörungen. Leitlinien Psychosomatische Medizin und Psychotherapie. Schattauer, Stuttgart
- American Psychiatric Association (2005) Leitlinien zur Behandlung der Borderline-Persönlichkeitsstörung. Huber, Göttingen
- Gesellschaft zur Erforschung und Therapie von Persönlichkeitsstörungen (GePs) e. V. (2005) Empfehlung zur pharmakologischen Behandlung von Borderline-Persönlichkeitsstörungen. Persönlichkeitsstörungen 9, S 178–179
- Leitlinien für biologische Strategien in der Behandlung von Persönlichkeitsstörungen: Wurden erarbeitet von der „Task Force on Personality Disorders der World Federation of Societies of Biological Psychiatry": Herpertz SC, Zanarini M, Schulz CS et al. (2007). World Federation of Societies of Biological Psychiatry (WFSBP) guidelines for biological treatment of personality disorders. World J Biol Psychiatry 8(4), S 212–244

A2 Wissenschaftliche Fachgesellschaften

Deutschsprachig:
Die Gesellschaft zur Erforschung und Therapie von Persönlichkeitsstörungen (GePs)
Ziele sind nach eigenen Angaben:
- Förderung der interdisziplinären Erforschung und Therapie von Persönlichkeitsstörungen;
- Austausch von Erfahrungen und Erkenntnissen aus Klinik, Forschung und Praxis der Behandlung von Persönlichkeitsstörungen, vor allem aus den Bereichen klinische Psychologie, Psychiatrie, Psychotherapie, psychosomatische Medizin, Psychoanalyse, Verhaltensmedizin, Neurobiologie, Sozialwissenschaften und differenzielle Psychologie, auch durch eine eigene Fachzeitschrift;
- Verbesserung der Versorgung, unter anderem durch gesundheitspolitische Aktivitäten;
- Wissenschaftliche, auch internationale Kooperationen (z. B. Initiierung von Multicenterstudien);
- Fort- und Weiterbildung in der Anwendung von spezifischer Diagnostik und Therapie der Persönlichkeitsstörungen, auch durch Gründung eines entsprechenden Instituts;
- Zusammenarbeit von Vertretern der verschiedenen psychotherapeutischen Schulen im Bereich der spezifischen Behandlung von Persönlichkeitsstörungen;
- Zusammenarbeit mit anderen, vergleichbaren Zwecken dienenden Einrichtungen. URL: http://geps.info/

Englischsprachig:
International Society for the Study of Personality Disorders (ISSPD)

Die ISSPD unterstützt und fördert länderübergreifend die aktuelle Forschung und klinische Arbeit zum Thema Persönlichkeitsstörungen. Sowohl die Diagnose, der Verlauf als auch die Behandlung von Persönlichkeitsstörungen werden dabei thematisiert.

Durch die regionalen und nationalen Organisationen der ISSPD soll die internationale Zusammenarbeit und Kommunikation zwischen Fachleuten aus verschiedenen Ländern und Regionen angeregt werden.

Das Ziel der ISSPD ist es dabei, eine weltweite Vernetzung zwischen Personen, die sich beruflich mit Persönlichkeitsstörungen auseinandersetzen, herzustellen.

Kontaktadresse:

ISSPD C/O Sherry Cattell University of Michigan Health Sysytem Psychiatry MCHC-6, Box 5295, 1500 East Medical Center Drive, Ann Arbor, MI 48109-5295, USA E-Mail: isspd@isspd.com URL: http://www.isspd.com/

The Treatment and Research Advancements Association for Personality Disorders (TARA)

TARA ist eine Organisation, die ihre Aufgabe darin sieht, Lehre und Forschung zum Thema Persönlichkeitsstörungen zu fördern. Dabei konzentriert sie sich hauptsächlich, aber nicht ausschließlich auf die Borderline-Persönlichkeitsstörung.

URL: http://www.tara4bpd.org/dyn/index.php

A3 Adressen von Institutionen und Selbsthilfegruppen

www.borderline-netzwerk.info (Das Borderline-Netzwerk e. V. ist der erste europaweite Selbsthilfeverein zum Thema Borderline. Es will informieren, vernetzen, Hilfe zur Selbsthilfe bieten und darüber hinaus Anlaufstelle für Betroffene, Angehörige und Experten sein.)

http://www.borderline-netzwerk.de/ (Das Borderline-Netzwerk Berlin und Brandenburg hat sich zum Ziel gesetzt, in der Region die Versorgung von Menschen mit einer Borderline-Persönlichkeitsstörung zu verbessern.)

www.borderline-community.de (Die Borderline Community ist ein internetbasiertes Forum für alle Menschen, die mit der Borderline-Persönlichkeitsstörung konfrontiert werden. Es richtet sich somit nicht nur an direkt Betroffene, sondern z. B. auch an deren Angehörige, Freunde und Arbeitskollegen, an Mediziner und Therapeuten.)

http://www.borderlinezone.de/ (umfangreiche Abhandlungen zum Thema Borderline, Narzissmus, Essstörung, Depression, ADHS, sexuellem Missbrauch, posttraumatischem Belastungssyndrom und dissoziativen Störungen.)

http://www.borderline-plattform.de/ (Diese Website soll Interessenten mit dem Thema Borderline vertraut machen, wichtige Fragen beantworten sowie Betroffenen mit Rat und Tat zur Seite stehen.)

http://www.borderline-selbsthilfe.de/ (Sinn und Zweck dieser Seiten ist ausschließlich die Information und die Kommunikation zum anonymen Austausch von Gedanken und Erfahrungen Betroffener rund um das Thema Borderline-Persönlichkeitsstörung und soll zudem Rat- und Hilfesuchenden Hilfe zur Selbsthilfe ermöglichen.)

http://www.selbstaggression.de/ (Diese Seite beschäftigt sich unter anderem mit den Themen Selbstaggression, Borderline, Essstörungen, Depressionen und Angstzuständen.)

http://www.sorgen-telefon.info/borderline.html (Bietet telefonische Hilfe für Borderline-Patienten und ihre Angehörigen an.)

www.borderline-forum.net (Hier gibt es alles zum Thema Borderline und den Komorbiditäten dieser Störung wie Essstörungen, Depressionen, Angst, Panik etc.)

http://www.youth-life-line.de/cms/ (Das Chat-Beratungsangebot wird gefördert durch die Stiftung Kinderland der Landesstiftung Baden-Württemberg.)

Ein vielversprechendes Konzept bietet z. B. auch die Station „Wellenreiter" der Vorwerker Fachklinik für Kinder- und Jugendpsychiatrie und Psychotherapie in Lübeck an.

Kontaktadresse:
Vorwerker Fachklinik für Kinder- und Jugendpsychiatrie und Psychotherapie Lübeck Triftstraße 139, 23554 Lübeck www.vorwerker-diakonie.de

Ambulantes Therapie-Netzwerk:
Dem Darmstädter DBT-Netzwerk wurde 2008 der DGVT-Preis für hervorragende Leistungen auf den Gebieten der Entwicklung der Psychotherapie/Verhaltenstherapie in gesellschafts- und gesundheitspolitischer Verantwortung und der Weiterentwicklung gesundheitsfördernder biopsychosozialer Prävention und Intervention verliehen.

Es ist inzwischen eine unübersehbare Zahl von Selbsthilfebüchern und Ratgebern für Betroffene und Angehörige zum Thema Borderline-Persönlichkeitsstörung erschienen (über 40 Titel werden bei Amazon zu diesem Thema aufgeführt).

A4 Elterninformationen

Die meisten der oben angeführten Internetadressen richten sich sowohl an Betroffene als auch an deren Familie, Partner und Freunde. Speziell für Angehörige, ist der folgende Link:

http://www.borderline-angehoerige.de/ (Diese Seiten sind für Angehörige, Partner und alle Interessierten geeignet, die in irgendeiner Form mit der Borderline-Persönlichkeitsstörung konfrontiert sind und nicht selten daran verzweifeln oder Rat und gedanklichen Austausch suchen.)

Literatur

Adam A, Peters M (2003) Störung der Persönlichkeitsentwicklung bei Kindern und Jugendlichen. Ein integrativer Ansatz für die psychotherapeutische und sozialpädagogische Praxis. Kohlhammer, Stuttgart

Aichhorn A (1925) Verwahrloste Jugend. Die Psychoanalyse in der Fürsorgeerziehung. Internationaler Psychoanalytischer Verlag, Leipzig

Akhtar S, Samuel S (1996) The concept of identity. Developmental origins, phenomenology, clinical relevance and measurement. Harv Rev Psychiatry, 3(5), 254–267

Allport GW (1970) Gestalt und Wachstum in der Persönlichkeit. Hain, Meisenheim

Amelang M, Bartussek D (1997) Differentielle Psychologie und Persönlichkeitsforschung (4. Aufl.). Kohlhammer, Stuttgart

APA – American Psychiatric Association (2000) Diagnostic and Statistical Manual of Mental Disorders – DSM-IV-TR (4th edition, Text Revision). American Psychiatric Association, Washington, DC

American Psychiatric Association (2005) Leitlinien zur Behandlung der Borderline Persönlichkeitsstörung. Huber, Göttingen

Andrews D, Zinger I, Hoge RD et al. (1990) Does correctional treatment work? A clinically relevant and psychologically informed meta-analysis. Criminology 28: 369–404

Arnold W, Eysenck HJ, Meili R (1988) Lexikon der Psychologie (5. Aufl.). Herder, Freiburg

Asendorpf, JB (2004) Psychologie der Persönlichkeit. Springer, Berlin Heidelberg New York Tokio

Asendorpf JB, Caspi A, Hofstee W (2002) Special issue: The Puzzle of Personality types. Eur J Pers 16: 1–5

von Auer K (2007) Dialektisch Behaviorale Therapie (DBT-A) auf einer jugendpsychiatrisch/-psychotherapeutischen Station („Wellenreiter"). Vortrag im Symposium „Borderline und antisoziale Persönlichkeitsstörungen: (jugend-)psychotherapeutische Behandlungsansätze". Basel, 27.09.2007

Balint M (1970) Regression. Therapeutische Aspekte und die Theorie der Grundstörung. Klett-Cotta, Stuttgart

Barnow S, Plock K, Spitzer D et al. (2005a) Trauma, Temperaments- und Charaktermerkmale bei Patienten mit Borderline-Persönlichkeitsstörung und komplexer posttraumatischer Belastungsstörung. Verhaltenstherapie 15: 148–156

Barnow S, Rüge J, Spitzer C, Freyberger HJ (2005b) Temperament und Charakter bei Personen mit Borderline-Persönlichkeitsstörung. Nervenarzt 76(7): 839–848

Barnow S, Herpertz SC, Spitzer C et al. (2007) Temperament and character in patients with borderline personality disorder taking gender and comorbidity into account. Psychopathology 40(6): 369–378

Bateman A, Fonagy P (2000) Effectiveness of psychotherapeutic treatment of personality disorder. Br J Psychiatry 177: 138–143

Bateman A, Fonagy P (2001) Treatment of borderline personality disorder with psychoanalytically oriented partial hospitalization: An 18-month follow-up. Am J Psychiatry 158: 36–40

Bateman A, Fonagy P (2004a) Psychotherapy for Borderline Personality Disorder: Mentalisation based treatment of BPD. Oxford University Press, Oxford

Bateman A, Fonagy P (2004b) Mentalization-Based Treatment of BPD. J Personal Disord 18(1): 36–51

Battle CL, Shea MT, Johnson DM et al. (2004) Childhood Maltreatment associated with adult personality disorder. J Personal Disord 18(2): 193–211

Baur D, Finkel M, Hamberger M, Kühn AD (1998) Leistungen und Grenzen der Heimerziehung. Ergebnisse einer Evaluationsstudie stationärer und teilstationärer Erziehungshilfen (Vol. 170). Kohlhammer, Stuttgart

Beck A, Freeman A (1990) Cognitive Therapy of Personality Disorders. Guilford: New York

Benjamin J, Ebstein RP, Belmaker RH (2002) Molecular Genetics and the Human Personality (1. Aufl.). American Psychiatric Publishing, Washington, DC

Bernstein DP, Cohen P et al. (1993) Prevalence and stability of the DSM-III-R personality disorders in a community-based survey of adolescents. Am J Psychiatry 150(8): 1237–1243

Binks CA, Fenton M, McCarthy L et al. (2006) Psychological therapies for people with borderline personality disorder. Cochrane Database Syst Rev Jan 25(1)

Böhme R, Fleischhaker C, Mayer-Bruns F, Schulz E (2001) Dialektisch-Behaviorale Therapie für Jugendliche (DBT-A). Therapiemanual. Abt. für Psychiatrie und Psychotherapie im Kindes- und Jugendalter. Universität Freiburg

Boetticher A, Nedopil N, Bosinski HAG, Saß H (2005) Mindestanforderungen für Schuldfähigkeitsgutachten. NStZ 25(2): 57–62

Bogenschutz MP, Nurnberg HG (2004) Olanzapine versus placebo in the treatment of borderline personality disorder. J Clin Psychiatry 65: 104–109

Bohus M, Höschel K (2006) Psychopathologie und Behandlung der Borderline-Störung. Psychotherapeut 51: 261–270

Bronisch T (2006) Persönlichkeitsstörungen – Diagnostik, Komorbidität, Verlauf und Therapieevaluation. In: Remmel A, Kernberg OF, Vollmoeller W, Strauss B (Hrsg). Handbuch Körper und Persönlichkeit. Entwicklungspsychologie, Neurobiologie und Therapie von Persönlichkeitsstörungen. Schattauer, Stuttgart, S 75–90

Bronisch T, Hiller W, Mombour W, Zaudig M (1995) Internationale Diagnose Checkliste für Persönlichkeitsstörungen (IDCL-P). Hogrefe, Göttingen

Buchheim P, Clarkin JF, Kernberg OF, Doering S (2006) Das Strukturelle und das Strukturierte Interview zur psychodynamischen Diagnostik der Persönlichkeitsorganisation. Persönlichkeitsstörungen 10: 43–54

Buchheim P, Cierpka M, Kächele H, Jimenez JP (1987) Das ‚Strukturelle Interview' – ein Beitrag zur Integration von Psychopathologie und Psychodynamik im psychiatrischen Erstgespräch. Fundamenta Psychiatrica 1: 154–161

Buchheim P, Kernberg O, Clarkin JF, Doering S (2006) Psychodynamische Psychotherapie der Borderline-Persönlichkeit – Transference-Focused Psychotherapy. In: Remmel A, Kernberg O, Vollmoeller W, Strauss B (Hrsg). Handbuch Körper und Persönlichkeit. Entwicklungspsychologie, Neurobiologie und Therapie von Persönlichkeitsstörungen. Schattauer, Stuttgart, S 223–241

Bürgin D, Meng H (2000) Gibt es Borderlinestörungen bei Kindern und Jugendlichen. In: Kernberg O, Dulz B, Sachsse U (Hrsg). Handbuch der Borderline-Persönlichkeitsstörungen. Schattauer, Stuttgart, S 755–792

Burke JD (2007) Antisocial personality disorder. In: Freeman A, Reineke MA (eds). Personality disorders in childhood and adolescence. Wiley, New Jersey, pp 429–494

Carrey NJ, Butter HJ, Persinger MA, Bialik RJ (1995) Physiological and cognitive correlates of child abuse. J Am Acad Child Adolesc Psychiatry 34(8): S 1067–1075

Chanen AM, Jackson HJ, McGorry PD et al. (2004) Two-year stability of personality disorder in older adolescent outpatients. J Personal Disord 18(6) 526–541

Christian RE, Frick PJ et al. (1997) Psychopathy and conduct problems in children: II. Implications for subtyping children with conduct problems. J Am Acad Child Adolesc Psychiatry 36(2): 233–241

Clarkin JF, Yeomans F, Kernberg OF (1999) Psychotherapy of Borderline-Personality. Wiley, New York

Clarkin JF, Yeomans FE, Kernberg OF (2001) Psychotherapie der Borderline-Persönlichkeit. Manual zur Transference-Focused Psychotherapy (TFP). Schattauer, Stuttgart

Clarkin JF, Caligor E, Stern B, Kernberg OF (2003) Structured Interview of Personality Organization (STIPO). Personality Disorders Intstitute, Weill Medical College of Cornell University. New York, unveröffentl. Manuskript

Clarkin JF, Levy KN, Lenzenweger M, Kernberg OF (2007) Evaluating three treatments for borderline personality disorder: A multiwave study. Am J Psychiatry 164(6): 922–928

Cleckley H (1941) The Mask of Sanity (1. Aufl.). Mosby, St. Louis

Cloninger CR (1986) A unified biosocial theory of personality and its role in the development of anxiety states. Psychiatr Dev 3: 167–226

Cloninger CR (1987) A systematic method for clinical description and classification of personality variants. A proposal. Arch Gen Psychiatry 44(6): 573–588

Cloninger CR (1999) A new conceptual paradigm from genetics and psychobiology for the science of mental health. Aust N Z J Psychiatry 33: 174–186

Cloninger CR, Svracic DM, Przybeck TR (1993) A psychobiological model of temperament and charakter. Arch Gen Psychiatry 50(12): 975–990

Cloninger CR, Przybeck TR, Svrakic DM, Wetzel RD (1994) The Temperament and Character Inventory (TCI): A Guide to its Development and Use. St. Louis Center for Psychobiology of Personality

Cloninger CR, Przybeck TR, Svrakic DM, Wetzel RD (1999) Das Temperament- und Charakter-Inventar TCI, Manual. Swets, Frankfurt

Cohen P, Chen H, Kasen S et al. (2005) Adolescent Cluster A personality disorder symptoms, role assumption in the transition to adulthood, and resolution or persistence of symptoms. Dev Psychopathol 17(2): 549–568

Colla H, Gabriel T, Millham S et al. (Hrsg) (1999) Handbuch Heimerziehung und Pflegekinderwesen in Europa. Luchterhand, Neuwied

Coolidge FL, Thede LL, Jang KL (2001) Heritability of personality disorders in childhood: a preliminary investigation. J Personal Disord 15(1): 33–40

Costa PT, McCrae RR (1992) The five-factor model of personality and it's relevance to personality disorders. J Personal Disord 6: 343–359

Costa PT, McCrae RR (1990) Personality Disorders and the Five-Factor-Model of Personality. J Personal Disord 4: 362–371

Damm E (2004) Stabilität von Persönlichkeitsstörungen bei Jugendlichen. Unveröffentl. Diplomarbeit, Johann-Wolfgang-Goethe-Universität Frankfurt

Dammann G, Janssen PL (Hrsg) (2006) Psychotherapie der Borderline-Störungen (2. Aufl.). Thieme, Stuttgart

Dammann G, Buchheim P, Clarkin JF, Kernberg O (2000) Einführung in eine übertragungsfokussierte, manualisierte psychodynamische Therapie der Borderline-Störung. In: Kernberg O, Dulz B, Sachsse R (Hrsg). Handbuch der Borderline-Störungen. Schattauer, Stuttgart, S 461–481

Deutsche Gesellschaft für Kinder- und Jugendpsychiatrie und Psychotherapie (2007) Leitlinien zur Diagnostik und Therapie von psychischen Störungen im Säuglings-, Kindes- und Jugendalter (3. Aufl.). Deutscher Ärzte-Verlag

Döring S (2004) Strukturiertes Interview zur Persönlichkeitsorganisation (STIPO-D). Münster, unveröffentl. Manuskript. Deutsche Übersetzung von Clarkin JF, Caligor E, Stern B, Kernberg O (2003) Structured Interview of Personality Organization (STIPO). Personality Disorders Intstitute, Weill Medical College of Cornell University, New York

Doering S, Buchheim P (2005) Transference-focused Psychotherapy. Eine psychodynamische Psychotherapie zur Behandlung von Borderline-Persönlichkeitsstörungen. PDP 4: 233–238

Doering S, Renn D, Hofer S et al. (2007) Validation of the German version of the "assessment of DSM-IV personality disorders (ADP-IV)" questionnaire. Z Psychosom Med Psychother 53(2): 111–128

Dulz B, Schreyer D, Nadolny A (2000) Stationäre Psychotherapie: von haltender Funktion, technischer Neutralität und persönlicher Sympathie. In: Kernberg O, Dulz B, Sachsse U (Hrsg). Handbuch der Borderlinestörung. Schattauer, Stuttgart, S 483–504

Dulz B, Knauerhase N (2006) Psychiatrische und sozialtherapeutische Aspekte der Behandlung von Borderline-Patienten. In: Dammann G, Janssen PL (Hrsg). Psychotherapie der Borderline-Störungen (2. Aufl.). Thieme, Stuttgart, S 220–229

D'Silva K, Duggan C, McCarthy L (2004) Does Treatment Really Make Psychopaths worse? A Review of the Evidence. J Personal Disord 18(2): 163–177

Emde RN (1992) Positive Emotions for Psychoanalytic Theory: Surprises from Infancy Research and New Directions. In: Shapiro T, Emde RN (Hrsg). Affect: Psychoanalytic Perspectives. International Universities Press, Madison

Erikson E (1973) Identität und Lebenszyklus. Suhrkamp, Frankfurt am Main

Eysenck HJ (1970) The structure of human personality (3. Aufl.). Methuen, London

Fiedler P (2000) Integrative Psychotherapie bei Persönlichkeitsstörungen. Hogrefe, Göttingen

Fiedler P (2007) Persönlichkeitsstörungen (6. Aufl.). Psychologie Verlags Union (Beltz), Weinheim

First MB, Gibbon M, Spitzer RL, Williams JB (1997) Structured Clinical Interview for DSM-IV Axis II Personality Disorders (SCID-II). American Psychiatric Publishers

Fleischhaker C, Munz M, Böhme R et al. (2006) Suizidalität, Parasuizidalität und selbstverletzende Verhaltensweisen von Patientinnen mit Symptomen einer Borderlinestörung – Erste Daten einer Pilotstudie zur Dialektisch-Behavioralen Therapie für Adoleszente (DBT-A). Z Kinder Jugendpsychiatr Psychother. 34(1): 15–25

Foelsch P, Odem A, Schmeck K et al. (2008) Die Adaptation von TFP für die Behandlung von Jugendlichen mit einer Persönlichkeitsstörung. Persönlichkeitsstörungen Theorie und Therapie 12(3)

Foelsch P (2008) Transference Focused Psychotherapy for Adolescents. Workshop Basel, 17.3.2008

Fonagy P, Target M (1996) Playing with reality: I. Theory of mind and the normal development of psychic reality. Int J Psychoanal 77(2): 217–233

Fonagy P, Target M (2002) Early Intervention and the Development of Self-Regulation. Psychoanal Inq 22 : 307–335

Fonagy P, Gergely G, Jurist EL, Target M (2004) Affektregulierung, Mentalisierung und die Entwicklung des Selbst. Klett-Cotta, Stuttgart

Frädrich S, Pfäfflin F (2000) Zur Prävalenz von Persönlichkeitsstörungen bei Strafgefangenen. Recht & Psychiatrie 18: 95–104

Fremmer-Bombik E, Grossmann K (1993) Über die lebenslange Bedeutung früher Bindungserfahrungen. In: Petzold H (Hrsg). Frühe Schädigungen – späte Folgen? Psychotherapie & Babyforschung Band 1. Jungfermann, Paderborn, S 83–110

Freud S (1931) Über libidinöse Typen. Int Z Psychoanal 17(3): 313–316

Frick PJ, O'Brien BS, Wootton JN, McBornett K (1994) Psychopathy and conduct problems in childres. J Abnorm Psychol 103: 700–707

Fruzzetti AE, Shenk C, Hoffman PD (2005) Family interaction and the development of borderline personality disorder: A transactional model. Dev Psychopathol 17: S 1007–1030

Fydrich Th, Renneberg B, Schmitz B, Wittchen H-U (1997) SKID-II Strukturiertes Klinisches Interview für DSM-IV, Achse II: Persönlichkeitsstörungen. Hogrefe, Göttingen

Garnet KE, Levy KN, Mattanah JJ et al. (1994) Borderline Personality Disorders in Adolescents: Ubiquituos or Specific? Am J Psychiatry 151: 1380–1382

Gesellschaft zur Erforschung und Therapie von Persönlichkeitsstörungen (2005) Empfehlung der GePs e.V. zur pharmakologischen Behandlung von Borderline-Persönlichkeitsstörungen. Persönlichkeitsstörungen PTT 9: 178–179

Giesen-Bloo J, van Dyck R, Spinhoven P et al. (2006) Outpatient psychotherapy for borderline personality disorder. Randomized trial of schema-focused therapy vs transference-focused psychotherapy. Arch Gen Psychiatry 63: 649–658

Goth K, Schmeck K (2008) Das Junior Temperament und Charakter Inventar – Eine Inventarfamilie zur Erfassung der Persönlichkeit vom Kindergarten- bis zum Jugendalter nach Cloningers biopsychosozialem Persönlichkeitsmodell. Hogrefe, Göttingen

Gretenkord L (2002) Das Reasoning and Rehabilitation Programm (R&R). In: Müller-Isberner R, Gretenkord L (Hrsg). Psychiatrische Kriminaltherapie (Bd 1). Pabst, Lengerich, S 29–40

Grilo CM, Becker DF, Edell WS, McGlashan TH (2001) Stability and change of DSM-III-R personality disorder dimensions in adolescents followed up 2 years after psychiatric hospitalization. Compr Psychiatry 42(5): 364–368

Gruhle HW (1922) Psychologie des Abnormen. Reinhardt, München

Gunia H, Huppertz M, Friedrich J, Ehrental J (2000) Dialektisch Behaviorale Therapie von Borderline-Persönlichkeitsstörungen in einem ambulanten Netzwerk. Verhaltenstherapie und Psychosoziale Praxis 32: 651–662

Hare RD (1980) A research scale for the assessment of psychopathy in criminal populations. Pers Individ Dif 1: 111–119

Hare RD, Clark D, Grann M, Thornton D (2000) Psychopathy and the predictive validity of the PCL-R: an international perspective. Behav Sci Law 18(5): 623–645

Harpur TJ, Hare RD (1994) Assessment of psychopathy as a function of age. J Abnorm Psychol 103(4): 604–609

Hartkamp N, Ott J, Wöller W, Langenbach M (2002) Dissoziale Persönlichkeitsstörung (ICD-10 F60.2). In: Tress W, Wöller W, Hartkamp N, Langenbach M, Ott J (Hrsg). Persönlichkeitsstörungen. Leitlinie der AWMF und Quellentext. Schattauer, Stuttgart, S 93–122

Henggeler SW, Schoenwald SK, Borduin CM et al. (1998) Multisystemic treatment of antisocial behavior in children and adolescents. Guilford, New York

Henggeler SW, Clingempeel WG, Brondino MJ, Pickrel SG (2002) Four year follow-up of multisystemic therapy with substance abusing and dependent juvenile offenders. J Am Acad Child Adolesc Psychiatry 41: 868–874

Herpertz S, Herpertz-Dahlmann B, Jünemann K, Saß H (2001) Prädiktoren von Persönlichkeitsstörungen - Temperament und Persönlichkeit als Anlagefaktor. PTT: Persönlichkeitsstörungen Theorie und Therapie 5(4): 205–215

Herpertz S, Mueller B, Wenning B et al. (2003) Autonomic responses in boys with externalizing disorders. J Neural Transm 110(10): 1181–1195

Herpertz S, Saß H (2002) Persönlichkeitsstörungen. Thieme, Stuttgart

Herpertz S, Wenning B (2002a) Paranoide Persönlichkeitsstörung. In: Herpertz S, Saß H (Hrsg). Persönlichkeitsstörungen. Thieme, Stuttgart, S 60–65

Herpertz S, Wenning B (2002b) Histrionische Persönlichkeitsstörung. In: Herpertz S, Saß H (Hrsg). Persönlichkeitsstörungen. Thieme, Stuttgart, S 102–110

Herpertz S, Wenning B (2002c) Dependente Persönlichkeitsstörung. In: Herpertz S, Saß H (Hrsg). Persönlichkeitsstörungen. Thieme, Stuttgart, S 102–110

Herpertz SC, Zanarini M, Schulz CS et al. (2007) World Federation of Societies of Biological Psychiatry (WFSBP) guidelines for biological treatment of personality disorders 8(4): 212–244

Herpertz-Dahlmann B (2006) Persönlichkeitsstörungen im Kindes- und Jugendalter – Epidemiologie, Verlauf, Therapie und Prävention. In: Remmel A, Kernberg OF, Vollmoeller W, Strauss B (Hrsg). Handbuch Körper und Persönlichkeit. Entwicklungspsychologie, Neurobiologie und Therapie von Persönlichkeitsstörungen. Schattauer, Stuttgart, S 476–489

Herrmann T (1972) Lehrbuch der empirischen Persönlichkeitsforschung (2. Aufl.). Hogrefe, Göttingen

Hitchcock GD (1995) The efficacy of cognitive group therapy with incarcerated psychopaths. Dissertation Abstract International 56 (1-B) (UMI No.9514344)

Hoffman PD, Fruzzetti AE (2007) Advances in interventions for families with a relative with a personality disorder diagnosis. Curr Psychiatry Rep 9: S 68–73

ICD-10 (2005) Kapitel V (F). Klinisch-diagnostische Leitlinien (5. Aufl.) Huber, Bern

James A, Berelowitz M, Vereker M (1996) Borderline personality disorder: A study in adolescence. Eur Child Adolesc Psychiatry 5(1): 11–17

Jang KL, Livesley WJ, Vernon PA, Jackson DN (1996a) Heritability of personality disorder traits: A twin study. Acta Psychiatr Scand 94(6): 438–444

Jang KL, Livesley WJ, Vernon PA (1996b) Heritability of the big five personality dimensions and their facets: a twin study. J Pers 64(3): 577–591

Jang KL, Vernon PA, Livesley WJ (2001) Behavioural-genetic perspectives on personality function. Can J Psychiatr Nurs 46(3): 234–244

Jaspers K (1913) Allgemeine Psychopathologie. Springer, Berlin Heidelberg New York Tokio

Johnson HC (1991) Borderline clients: practice implications of recent research. Soc Work 36: 166–173

Johnson JG, Cohen P, Brown J et al. (1999) Childhood maltreatment increases risk for personality disorders during early adulthood. Arch Gen Psychiatry 56(7): 600–606

Johnson JG, Cohen P, Kasen S et al. (2000) Age-related change in personality disorder trait levels between early adolescence and adulthood: a community-based longitudinal investigation. Acta Psychiatr Scand 102: 265–275

Kagan J, Reznick JS, Snidman N (1987) The physiology and psychology of behavioral inhibition in children. Child Dev 58(6): 1459–1473

Kagan J (1995) Das Temperament entbindet uns nicht von der Verantwortung für unser Verhalten. Ein Gespräch mit dem Entwicklungspsychologen und Temperamentsforscher Jerome Kagan. Psychologie Heute 22: 25–27

Kant I (1799) Anthropologie in pragmatischer Hinsicht. Frankfurt und Leipzig

Kapfhammer HP (2007) Psychiatrische Ansätze in der Behandlung von Patienten mit Borderline-Persönlichkeitsstörungen. In: Dammann G, Janssen PL (Hrsg). Psychotherapie der Borderline-Störungen (2. Aufl.).Thieme, Stuttgart, S 208–219

Karenberg A (2006) Zur Geschichte des Persönlichkeitsbegriffs. Vortrag auf dem 5. IKTTP-Kongress, München, 15.07.06

Katz LY, Cox BJ, Gunasekara S, Miller AL (2004) Feasibility of dialectical behaviour therapy for suicidal adolescent inpatients. J Am Acad Child Adolesc Psychiatry 43: 276–282

Kernberg OF (1984) Severe Personality Disorders: Psychotherapeutic Strategies. Yale University Press, New Haven, (Deutsch, 1992: Schwere Persönlichkeitsstörungen. Klett-Cotta, Stuttgart)

Kernberg OF (1983) Borderline-Störungen und pathologischer Narzissmus. Suhrkamp, Frankfurt am Main

Kernberg OF (2000) Borderline-Persönlichkeitsorganisation und Klassifikation der Persönlichkeitsstörungen. In: Kernberg OF, Dulz B, Sachsse R (Hrsg). Handbuch der Borderline-Störungen. Schattauer, Stuttgart, S 45–56

Kernberg OF, Dulz B, Sachsse U (2000) Handbuch der Borderline-Störungen. Schattauer, Stuttgart

Kernberg P (1990) Resolved: borderline personality exists in children under twelve. Affirmative. J Am Acad Child Adolesc Psychiatry 29(3): 478–482

Kernberg P, Weiner AS, Bardenstein KK (2000) Personality Disorders in Children and Adolescents. Basic Books New York, (Deutsch, 2001: Persönlichkeitsstörungen bei Kindern und Jugendlichen. Klett-Cotta, Stuttgart)

Klages L (1926) Grundlagen der Charakterkunde. Barth, Leipzig

Koch IL (1891) Die psychopathischen Minderwertigkeiten. Otto Maier, Ravensburg

Kölch M (2002) Theorie und Praxis der Kinder- und Jugendpsychiatrie in Berlin 1920–1935. Die Diagnose Psychopathie im Spannungsfeld von Psychiatrie, Individualpsychologie und Politik. Unveröffentl. Dissertation, Freie Universität Berlin, Zentrum für Human- und Gesundheitswissenschaften

Kraepelin E (1915) Lehrbuch der Psychiatrie (8. Aufl.). Barth, Leipzig

Krause R (2004) Entwicklung von Affekten und affektiven Austauschprozessen. Vortrag auf dem 2. Internationalen Kongress über Theorie und Therapie von Persönlichkeitsstörungen, München, 02.–04.07.2004

Krause R (2006) Emotionen, Gefühle, Affekte – Ihre Bedeutung für die seelische Regulierung. In: Remmel A, Kernberg OF, Vollmoeller W, Strauss B (Hrsg). Handbuch Körper und Persönlichkeit. Entwicklungspsychologie, Neurobiologie und Therapie von Persönlichkeitsstörungen. Schattauer, Stuttgart, S 22–44

Krischer M, Sevecke K, Döpfner M, Lehmkuhl G (2006) Personality disorder traits in childhood and adolescence: concepts, methodological approaches and empirical results. Z Kinder Jugendpsychiatr Psychother 34(2): 87–99

Krischer MK, Sevecke K, Lehmkuhl G, Pukrop R (2007) Dimensional assessment of personality pathology in female and male juvenile delinquents. J Personal Disord 21(6): 675–689

Kuhl J, Kazén M (1997) PSSI (Persönlichkeits-Stil- und Störungs-Inventar). Hogrefe, Göttingen

Langenbach M, Ott J, Hartkamp N, Wöller W (2002) Ängstliche (vermeidende) Persönlichkeitsstörung. In: Tress W, Wöller W, Hartkamp N, Langenbach M, Ott J (Hrsg). Persönlichkeitsstörungen. (Leitlinien Psychosomatische Medizin und Psychotherapie). Schattauer, Stuttgart, S 195–204

LeDoux JE (1996) The Emotional Brain. Simon & Schuster, New York

Lehmkuhl G (2006) Entwicklung von Persönlichkeitsmerkmalen und Persönlichkeitsstörungen im Kindes- und Jugendalter. In: Remmel A, Kernberg OF, Vollmoeller W, Strauss B (Hrsg). Handbuch Körper und Persönlichkeit. Entwicklungspsychologie, Neurobiologie und Therapie von Persönlichkeitsstörungen. Schattauer, Stuttgart, S 91–101

Lieb K (2007) Pharmacotherapy of borderline personality disorder. Xth Congress of the International Society for the Study of Personality Disorders. The Hague. Book of Abstracts, pp 35–38

Linehan, M. (1989) Cognitive and behavior therapy for borderline personality disorders. In: Tasman A, Hales R, Frances A (eds). Review of psychiatry 8, American Psychiatric Press, Washington, pp 84–102

Linehan M, Armstrong HE, Suarez A et al. (1991) Cognitive-behavioral treatment of chronically parasuicidal borderline patients. Arch Gen Psychiatry 48(12), S 1060–1064

Linehan M (1993) Cognitive-behavioral treatment of borderline personality disorder. Guilford, New York

Linehan M, Schmidt H, Dimeff LA et al. (1999) Dialectical behavior therapy for patients with borderline personality disorder and drug-dependence. Am J Addict 8: 279–292

Linehan M, Dimeff LA, Reynolds SK et al. (2002) Dialectal behavior therapy versus comprehensive validation plus 12-step for the treatment of opiod dependent women meeting criteria for BPD. Drug Alcohol Depend 67: 13–26

Linehan M (2003) DBT-Workshop. 9th Conference of the International Society for the Study of Personality Disorders ISSPD, Florenz

Linehan M (2004) Trainingsmanual zur Dialektisch-behavioralen Therapie der Borderline-Persönlichkeitsstörung. Cip-Medien, München

Linehan M, Comtois KA, Murray AM et al. (2006) Two-year randomized controlled trial and follow-up of dialectical behavior therapy vs. therapy by experts for suicidal behaviors and borderline personality disorder. Arch Gen Psychiatry 63(7): 757–766

Livesley WJ, Jang KL, Jackson DN, Vernon PA (1993) Genetic and environmental contributions to dimensions of personality disorder. Am J Psychiatry 150(12): 1826–1831

Livesley WJ (2001a) Conceptual and Taxonomic Issues. In: Livesley WJ (ed). Handbook of personality disorders. Theory, research, and treatment. Guilford, New York, pp 3–38

Livesley WJ (2001b) Handbook of personality disorders. Theory, research, and treatment. Guilford, New York

Livesley WJ (2003) Diagnostic dilemmas in the classification of personality disorder. In: Phillips KA, First M, Pincus HA (eds). Advancing DSM: Dilemmas in psychiatric diagnosis. American Psychiatric Association Press, Washington, pp 153–189

Livesley WJ, Jackson DN (2001) Manual for the dimensional assessment of personality pathology. Sigma, Port Huron

Loew TH, Nickel MK, Muehlbacher M (2006) Topiramate treatment for women with borderline personality disorder: a doubled-blind placebo-controlled study. J Clin Psychopharmacology 26: 61–66

Loranger AW (1999) IPDE: International Personality Disorder Examination: DSM-IV and ICD-10 Interviews. Psychological Assessment Resources, Odessa, FL

Luborsky L (1984) Principles of psychoanalytic psychotherapy: A manual for supportive-expressive treatment. Basic Books, New York

Luborsky L (1994) Therapeutic alliances as predictors of psychotherapy outcomes: Factors explaining the predictive success. In: Horvath A, Greenberg L (eds). The working alliance: Therapy, research and practice. Wiley, New York, pp 38–50

Maggini C, Ampollini P, Marchesi C et al. (2000) Relationships between tridimensional personality questionnaire dimensions and DSM-III-R personality traits in italian adolescents. Compr Psychiatry 41(6): 426–431

Malatesta CZ (1990) The role of emotions in the development and organization of personality. In: Thompson R (ed). Nebraska Symposium on Motivation, 36. University of Nebraska Press, Lincoln, pp 1–56

Martin M (2002) Fremdunterbringung. In: Esser G (Hrsg) Lehrbuch der klinischen Psychologie und Psychotherapie des Kindes- und Jugendalters. Thieme, Stuttgart, S 536–544

McCrae RR, Costa PT, Ostendorf F et al. (2000) Nature over nurture: temperament, personality, and life span development. J Pers Soc Psychol 78(1): 173–186

McCrae RR, Costa PT Jr (1990) Personality in adulthood. Guilford, New York

McGorry PD, Killackey EJ (2002) Early intervention in psychosis: a new evidence based paradigm. Epidemiol Psychiatr Soc 11(4): 237–247

Meyer HJ (1989) Temperament in Childhood: The German Contribution. In: Kohnstamm GA, Bates JE, Rothbart, MK (eds): Temperament in childhood. Wiley, New York, pp 567–580

Miller A, Rathus JH, Linehan M (2006) Dialectical behavior therapy with suicidal adolescents. Guilford, New York

Miller WR, Rollnick S (1991) Motivational interviewing: Preparing people to change addictive behavior. Guilford Press, New York

Millon T, Davis RD (1996) Disorders of personality: DSM-IV and beyond (2. Aufl.). Wiley, New York

Mombour W, Zaudig M, Berger P et al. (1996) Internationa l Personality Disorder Examination. ICD-10 Modul – Deutschsprachige Ausgabe im Auftrag der WHO. Hogrefe, Göttingen

Müller-Isberner R, Eucker S (2003) Psychotherapie und andere Interventionen. In: Herpertz S, Saß H (Hrsg). Persönlichkeitsstörungen. Thieme, Stuttgart, S 76–81

Nedopil N (2007) Forensische Psychiatrie. Klinik, Begutachtung und Behandlung zwischen Psychiatrie und Recht. Thieme, Stuttgart

Nickel MK, Muehlbacher M, Nickel C (2006) Aripiprazole in the treatment of patients with borderline personality disorder: a doubled-blind placebo-controlled study. Am J Psychiatry 163: 833–838

Nickel MK, Loew TH, Gil FP (2007) Aripiprazole in treatment of borderline patients, part II: an 18-month follow-up. Psychopharmacology 191: 1023-1026

Novick J, Kelly Novick K (2003) How to involve parents of deeply disturbed adolescents. Workshop auf dem Internationalen Kongress der International Society of Adolescent Psychiatry (ISAP), Rom 2003

Nützel J, Schmid M, Goldbeck L, Fegert JM (2005) Kinder- und jugendpsychiatrische Versorgung von psychisch belasteten Heimkindern. Prax Kinderpsychol Kinderpsychiatr 54(8): 627–644

Oldham JM, Skodol AE (2000) Charting the future of axis II. J Personal Disord 14(1): 17–29

Olds D, Henderson ChR Jr, Cole R et al. (1998) Long-term effects of nurse home visitation on children's criminal and antisocial behavior. 15-Year Follow-up of a randomized controlled trial. J Am Med Assoc 280(14): 1238–1244

Ortiz J, Raine A (2004) Heart rate level and antisocial behavior in children and adolescents: a meta-analysis. J Am Acad Child Adolesc Psychiatry 43(2): 154–162

Ostendorf F, Angleitner A (2004) NEO-PI-R. NEO-Persönlichkeitsinventar nach Costa und McCrae, revidierte Fassung. Hogrefe, Göttingen

Ott J, Langenbach N, Hartkamp N, Wöller W (2002) Histrionische Persönlichkeitsstörung. In: Tress W, Wöller W, Hartkamp N, Langenbach M, Ott J (Hrsg). Persönlichkeitsstörungen. (Leitlinien Psychosomatische Medizin und Psychotherapie). Schattauer, Stuttgart, S 169–180

Paris J (2000) Kindheitstrauma und Borderline-Persönlichkeitsstörung. In: Kernberg OF, Dulz B, Sachsse U (Hrsg). Handbuch der Borderline-Störung. Schattauer, Stuttgart, S 159–166

Parker G, Hadzi-Pavlovic D, Parker K et al. (2003) An Australian validation study of the temperament and character inventory. Acta Psychiatr Scand 108: 359–366

Perry JC (1993) Longitudinal studies of personality disorders. J Personal Disord 7(suppl): 63–85

Perry JC, Banon MD, Eanne F (1999) Effectiveness of psychotherapy for personality disorders. Am J Psychiatry 156: 1312–1321

Peters UH (1980) Psychiatrie und Medizinische Psychologie von A–Z. Urban & Schwarzenberg, München

Pfäfflin F (2001) Rückfallpräventionsprogramme für Sexualstraftäter. Recht & Psychiatrie 19: 140–151

Pfäfflin F (2004) Psychotherapeuten ins Gefängnis? Zur Behandlung von aggressiven Straftätern. Nervenheilkunde 23(6): 339–342

Pfäfflin F, Lamott F, Ross T (2006) Narzisstische Persönlichkeitsstörung und Perversion. In: Kernberg OF, Hartmann HP (Hrsg). Narzissmus. Grundlagen – Störungsbilder – Therapie. Schattauer, Stuttgart, S 465–485

Pukrop R, Krischer M (2005) Changing views about personality disorders: Comment about the prospective studies CIC, CLPS, and MSAD. J Personal Disord 19(5): 563–572

Raine A, Mellingen K, Liu J et al. (2003) Effects of environmental enrichment at ages 3–5 on schizotypal personality and antisocial behavior at age 17 and 23 years. Am J Psychiatry 169: 1627–1635

Rathus JH, Miller AL (2002) Dialectical behavior therapy adapted for suicidal adolescents. Suicide Life Threat Behav 32: 146–157

Remschmidt H (1978) Die „Psychopathie" in der Kinder- und Jugendpsychiatrie. Z Kinder Jugendpsychiatr 6: 280–301

Resch F (1996) Entwicklungspsychopathologie. Psychologie Verlagsunion, Weinheim

Resch F (2002) Struktur und Strukturveränderungen im Kindes- und Jugendalter. In: Rudolf G, Grande T, Henningsen T (Hrsg). Die Struktur der Persönlichkeit: Vom theoretischen Verständnis zur therapeutischen Anwendung des psychodynamischen Strukturkonzepts. Schattauer: Stuttgart, S 116–131

Reiss D (1995) Families and schizophrenia redux. Psychiatry 58: 1–5

Research Unit of Pediatric Psychopharmacology Anxiety Study Group (2000) A multi-site double-blind placebo-controlled trial of fluvoxamine for children and adolescents with anxiety disorders. 40th New Clinical Drug Evaluation Unit Annual Meeting. Boca Raton. 30.5.–2.6.

Rice ME, Harris GT, Cormier CA (1992) An evaluation of a maximum security therapeutic community for psychopaths and other mentally disordered offenders. Law Hum Behav 16(4): 399–412

Ross T, Malanin A, Pokorny D, Pfäfflin F (2004) Stressbelastung und Persönlichkeitsstörungen bei strafgefangenen Migranten aus der ehemaligen Sowjetunion. Monatsschr Kriminol 87: 22–36

Rudolf G (1999) Persönlichkeitsstörung und Persönlichkeitsstruktur. Persönlichkeitsstörungen PTT 3: 240–248

Rudolf GT, Grande T, Henningsen P (2002) Die Struktur der Persönlichkeit. Vom theoretischen Verständnis zur therapeutischen Anwendung des psychodynamischen Strukturkonzepts. Schattauer, Stuttgart

Rudolf GT (2004) Strukturbezogene Psychotherapie. Schattauer, Stuttgart

Ruiz-Sancho, Gunderson (2000) Familien von Patienten mit Borderline-Persönlichkeitstörungen: ein Literaturüberblick. In: Kernberg O, Dulz B, Sachsse U (Hrsg). Handbuch der Borderline-Störungen. Schattauer, Stuttgart, S 771–791

Rutter M (1989) Temperament: Conceptual Issues and Clinical Implications. In: Kohnstamm GA, Bates JE, Rothbart MK (eds). Temperament in childhood. Wiley, New York, pp 464–479

Salbach-Andrae H, Bürger A, Klinkowski N et al. (2008) Diagnostik von Persönlichkeitsstörungen im Jugendalter nach SKID-II. Z Kinder Jugendpsychiatr Psychother 36(2): 117–125

Saß H (1987) Psychopathie, Soziopathie, Dissozialität. Springer, Berlin Heidelberg New York Tokio

Saß H, Wittchen HU, Zaudig M, Houben I (2003) Diagnostisches und Statistisches Manual Psychischer Störungen – Textrevision – DSM-IV-TR (dt. Bearb.). Hogrefe, Göttingen

Schlüter-Müller S, Arbeitlang C (1995) Der Stationsalltag als therapeutischer Raum: Multiprofessionelles Behandlungskonzept im Rahmen einer kinderpsychiatrischen Tagesklinik. Prax Kinderpsychol Kinderpsychiatr 44 (3)85–92

Schmeck K, Schlüter-Müller S, Arbeitlang C, Schmötzer G (1997) Therapieevaluation in der tagesklinischen Behandlung junger Kinder – unter besonderer Berücksichtigung ausagierenden wie internalisierenden Verhaltens. In: Mundt C, Linden M, Barnett W (Hrsg). Psychotherapie in der Psychiatrie. Springer, Berlin Heidelberg New York Tokio, S 333–340

Schmeck K, Poustka F (2000) Biologische Grundlagen von impulsiv-aggressivem Verhalten. Kindheit und Entwicklung 9(1): 3–13

Schmeck K (2001a) Die Bedeutung grundlegender Persönlichkeitsmerkmale für das Verständnis von psychischen Störungen im Kindes- und Jugendalter. Habilitationsschrift. Johann Wolfgang Goethe-Universität Frankfurt

Schmeck K (2001b) Temperament und Charakter – Grundlagen zum Verständnis von Persönlichkeitsstörungen. Persönlichkeitsstörungen PTT 5: 13–19

Schmeck K (2001c) Die Bedeutung von Temperamentsmerkmalen für die Entstehung von Persönlichkeitsstörungen im Jugendalter. Persönlichkeitsstörungen PTT 5: 189–198

Schmeck K (2004) Persönlichkeitsentwicklung und aggressives Verhalten. Nervenheilkunde 23(6)

Schmeck K, Resch F (2004) Persönlichkeitsstörungen. In: Eggers C, Fegert JM, Resch F (Hrsg). Lehrbuch der Kinder- und Jugendpsychiatrie. Springer, Berlin Heidelberg New York Tokio, S 635–652

Schmeck K (2008) Konzeptuelle Fragen und Behandlungsansätze bei Persönlichkeitsstörungen im Jugendalter. Prax Kinderpsychol Kinderpsychiatr (angenommen zur Publikation)

Schmid M (2007) Psychische Gesundheit von Heimkindern. Juventa, Weinheim

Schmid M (2008) Stationärer Kontext und Kooperation zwischen stationärer Kinder- und Jugendpsychiatrie und stationärer Jugendhilfe bei Adoleszenten mit einer Borderlinepersönlichkeitsstörung. In: Brunner R,

Resch F Hrsg). Borderline-Störung und Selbstverletzendes Verhalten bei Jugendlichen. Vandenhoek & Ruprecht, Göttingen, S 195–229

Schmid M, Wiesinger D, Lang B et al. (2007) Brauchen wir eine Traumapädagogik? Kontext 38 (4): 333–356

Schmid M, Schmeck K (2008) Persönlichkeitsstörungen. In: Petermann F (Hrsg). Lehrbuch der klinischen Kinderpsychologie und -psychotherapie (6. Aufl.). Hogrefe, Göttingen, S 495–512

Schmid M, Schmeck K, Petermann F (2008) Aktuelle Kontroverse: Persönlichkeitsstörungen im Kindes- und Jugendalter? Kindheit und Entwicklung 17(3)

Schmidt MH, Petermann F, Macsenaere M et al. (2002) Effekte erzieherischer Hilfen und ihre Hintergründe (Vol. 219). Kohlhammer, Stuttgart

Schneider K (1923) Die psychopathischen Persönlichkeiten. In: Aschaffenburg G (Hrsg). Handbuch der Psychiatrie. Spezieller Teil, 7. Abt., 1. Teil. Deuticke Leipzig

Schneider K (1950) Klinische Psychopathologie. Thieme, Stuttgart

Schotte CKW, De Doncker D, Vankerckhoven C et al. (1998) Self-report assessment of the DSM-IV personality disorders. Measurement of trait and distress characteristics: the ADP-IV. Psychol Med 28: 1179–1188

Schotte CKW, De Doncker D, Dmitruk D et al. (2004) The Questionnaire: Differential validity and concordance with semi-structured interview. J Personal Disord 18: 405–419

Seiffge-Krenke I (2004) Psychotherapie und Entwicklungspsychologie. Springer, Berlin Heidelberg New York Tokio

Shapiro T (1990) Resolved: borderline personality exists in children under twelve. Negative. J Am Acad Child Adolesc Psychiatry 29(3): 480–482

Skodol AE (2003) Klinischer Nutzen von alternativen Modellen von Persönlichkeitsstörungen. ISSPD Florenz

Skodol AE, Johnson JG, Cohen P et al. (2007) Personality Disorder and impaired functioning from adolescence to adulthood. Br J Psychiatry 190: 415-420

Skodol AE, Bender DS, Pagano ME et al. (2007) Positive childhood experiences: resilience and recovery from personality disorder in early adulthood. J Clin Psychiatry 68: 1102-1108

Soler J, Pascual JC, Campins J (2005) Double-blind placebo-controlled study of dialectical behaviour therapy plus olanzapine for borderline personality disorder. Am J Psychiatry 162: 1221–1224

Spiel W, Spiel G (1987) Kompendium der Kinder- und Jugendneuropsychiatrie. Reinhardt, München

Spitzer RL, Williams JB (1986) Structured Clinical Interview for DSM-III-R Personality Disorders. State Psychiatric Institute, New York

Sroufe LA (1996) Emotional development: The organization of emotional life in the early years. Cambridge University Press, New York

Stallings MC, Hewitt JK, Cloninger CR et al. (1999) Genetic and Environmental Structure of Personality. In: Cloninger CR (Hrsg). Personality and Psychopathology. American Psychiatric Press, Washington

Svrakic DM, Whitehead C, Przybeck TR, Cloninger CR (1993) Differential diagnosis of personality disorders by the seven-factor model of temperament and character. Arch Gen Psychiatry 50(12): 991–999

Svrakic DM, Draganic S, Hill K et al. (2002) Temperament, character, and personality disorders: etiologic, diagnostic, treatment issues, Acta Psychiatrica Scandinavica, 106(3): 189–195

Thomas A, Chess S (1980) Temperament und Entwicklung. Enke, Stuttgart

Torgersen S, Lygren S, Oien P et al. (2000) A twin study of personality disorders. Compr Psychiatry 41(6): 416–425

Tress W, Wöller W, Hartkamp N et al. (2002) Persönlichkeitsstörungen. (Leitlinien Psychosomatische Medizin und Psychotherapie). Schattauer, Stuttgart

Wälte D (2003) Selbstunsichere Persönlichkeitsstörung. In: Herpertz SC, Saß H (Hrsg). Persönlichkeitsstörungen. Thieme, Stuttgart, S 117–131

Warden J (1999) Ashworth report confirms problems with special hospitals. Br Med J 318: 211

Weber H, Rammsayer T (2005) Handbuch der Persönlichkeitspsychologie und Differentiellen Psychologie. Hogrefe, Göttingen

Wedekind D, Bandelow B (2003) Zukünftige pharmakologische Strategien in der Behandlung von Angsterkrankungen. Neurodate 17(127): 22–27

Wedekind D, Bandelow B (2006) Pharmakotherapie bei Persönlichkeitsstörungen. In: Remmel A, Kernberg OF, Vollmoeller W, Strauss B (Hrsg) Handbuch Körper und Persönlichkeit. Entwicklungspsychologie, Neurobiologie und Therapie von Persönlichkeitsstörungen. Schattauer, Stuttgart, S 305–317

Westen D, Shedler J, Bradley R (2006) A Prototype Approach to Personality Disorder Diagnosis. Am J Psychiatry 163: 846–856

Weltgesundheitsorganisation – WHO (Hrsg) (1993) Internationale Klassifikation psychischer Störungen: ICD-10. Kapitel V (F). Huber, Bern

Widiger TA, Costa PT Jr (1994) Personality and personality disorders. J Abnorm Psychol 103: 78–91

Widiger TA (2000) Personality disorders. In Kazdin AE (ed). Encyclopedia of psychology Vol. 6. American Psychological Association, Washington, DC, pp 120–124

Widiger TA (2001) Social anxiety, social phobia, and avoidant personality disorder. In: Crozier W R, Alden L (eds). International Handbook of Social Anxiety. Wiley, New York, S 335–356

Widiger TA, Simonsen E, Krueger R et al. (2005) Personality Disorder Research Agenda for the DSM-V.

Widiger TA, Simonsen E (2005) Alternative dimensional models of personality disorder: finding a common ground. J Personal Disord 19(2): 110–130

Winnicott DW (1976) Von der Kinderheilkunde zur Psychoanalyse. Kindler, München

Wittchen H-U, Zaudig M, Fydrich T (1997) Strukturiertes Klinisches Interview für DSM-IV. Hogrefe, Göttingen

Wöller W, Langenbach N, Ott J, Hartkamp N (2002) Schizoide Persönlichkeitsstörung. In: Tress W, Wöller W, Hartkamp N, Langenbach M, Ott J (Hrsg). Persönlichkeitsstörungen. (Leitlinien Psychosomatische Medizin und Psychotherapie). Schattauer, Stuttgart, S 83–92

Young JE, Klosko JS, Weishaar ME (2005) Schematherapie. Ein praxisorientiertes Handbuch. Jungfermann, Paderborn

Zanarini MC, Frankenburg MR (2001) Olanzapine treatment of female borderline personality disorder patients: a double-blind placebo-controlled pilot study. J Clin Psychiatry 62: 849–854

Zanarini MC, Frankenburg MR, Parachini EA (2004) A preliminary, randomized trial of fluoxetine, olanzapine and the olanzapine-fluoxetine combination in women with borderline personality disorder. J Clin Psychiatry 65: 903–907

Zanarini, MC, Frankenburg FR, Hennen, Silk KR (2003) The longitudinal course of borderline psychopathology: 6 year prospective follow up of the phenomenology of borderline personality disorders. Am J Psychiatry 160: 274–283

Zentner MR (1993) Die Wiederentdeckung des Temperaments – Die Entwicklung des Kindes im Licht moderner Temperamentforschung und ihrer Anwendungen. Jungfermann, Paderborn

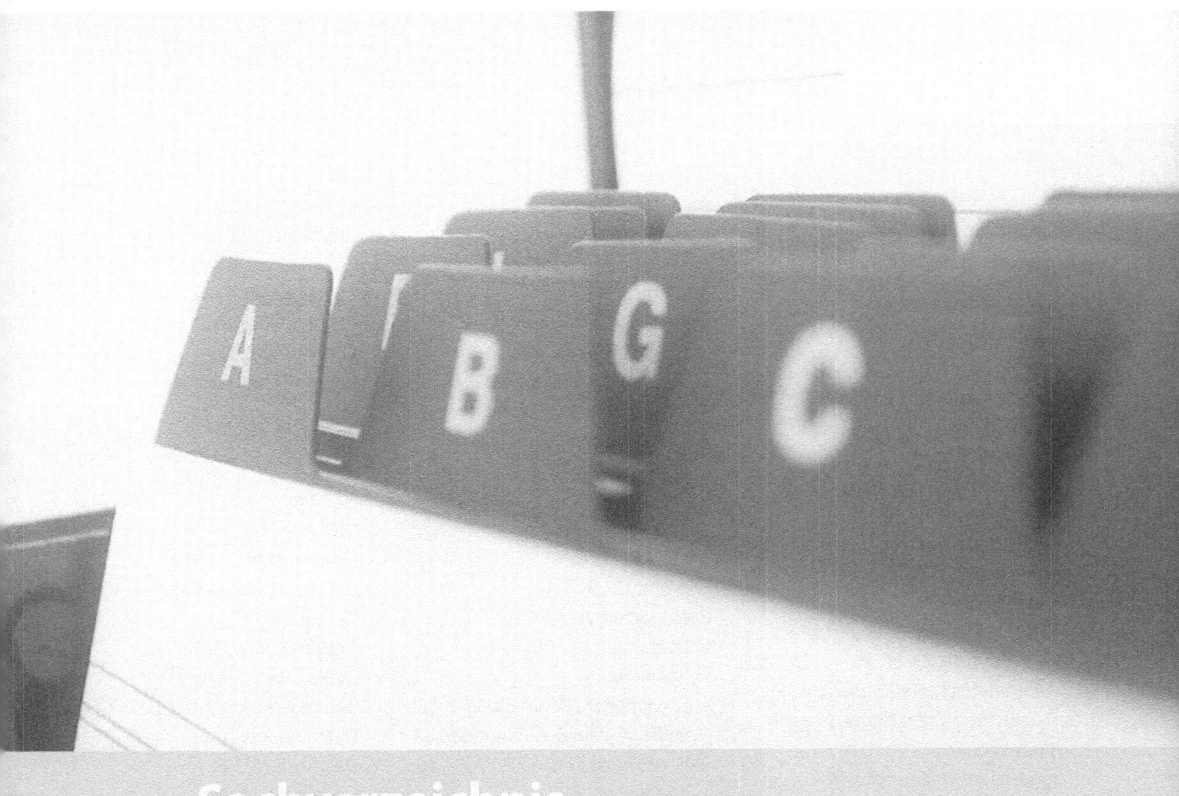

Sachverzeichnis

Sachverzeichnis

U

V

W

Z